社区抑郁障碍防治健康教育手册

王延祜　王汝展　主编

山东大学出版社
SHANDONG UNIVERSITY PRESS
·济南·

图书在版编目(CIP)数据

社区抑郁障碍防治健康教育手册/王延祜，王汝展主编.—济南：山东大学出版社，2023.4

ISBN 978-7-5607-7816-7

Ⅰ.①社… Ⅱ.①王… ②王… Ⅲ.①抑郁障碍—防治—手册 Ⅳ.①R749.4-62

中国国家版本馆 CIP 数据核字(2023)第 052744 号

策划编辑 唐 棣
责任编辑 唐 棣
封面设计 王秋忆

社区抑郁障碍防治健康教育手册
SHEQU YIYUZHANGAI FANGZHI JIANKANG JIAOYU SHOUCE

出版发行 山东大学出版社
社 址 山东省济南市山大南路 20 号
邮政编码 250100
发行热线 (0531)88363008
经 销 新华书店
印 刷 山东和平商务有限公司
规 格 880 毫米×1230 毫米 1/32
6.25 印张 133 千字
版 次 2023 年 4 月第 1 版
印 次 2023 年 4 月第 1 次印刷
定 价 29.00 元

《社区抑郁障碍防治健康教育手册》
编委会

主　审　谢　斌　徐　勇

主　编　王延祐　王汝展

副主编　葛茂宏　王立钢

编　委（按姓名笔画排序）

丁　晓　万亚丽　王　倩　王文萍　王丽娜
王端卫　田仲仁　朱　君　任洪青　刘　奇
刘欣桐　孙萌萌　李　奇　李　强　李小鹏
李婷婷　杨　楠　杨丽敏　谷灵犀　张　婧
张敬悬　陆　艺　陆晓姿　陈　莉　季加翠
胡丽丽　黄先哲　崔开艳　董　兰　韩　丽
程小菁　简　佳　滕　晶　薛传亭

学术秘书　谷灵犀

前 言

“抑郁”正在被越来越多的人提及，“emo”也成为流行一时的网络用语（表达自己处于一种颓丧、抑郁的负面情绪状态）。其实，早在《黄帝内经》中就有对“郁症”的记载。信息时代，关于“抑郁”的资料更是浩如烟海，但我们如何真正了解抑郁，做好抑郁的早期预防和应对，仍是一个难题。该手册另辟蹊径，从中西医结合的角度，展示了新的治疗方法，提供了新的方案。

抑郁障碍对人类的威胁从未像现在这样离我们如此之近。中国精神卫生调查显示，我国成人抑郁障碍终生患病率为6.8％，其中抑郁症为3.4％。新冠疫情第一年，全球抑郁障碍和焦虑症病例就分别增加了28％和26％。与疫情相关的压力，给抑郁障碍的诊断及治疗带来了更大的挑战。疫情给老年人、妇女和青少年等带来的影响尤为严重。

社区抑郁障碍的防治工作迫在眉睫。在各种防治措施中，在社区开展中西医结合的健康教育尤为重要。作为山东省中西医结合专病防治抑郁障碍项目的内容之一，该手册作者团队提出的“三早三快三结合”社区干预模式令人耳目一

新。手册内容从早期识别抑郁障碍开始，涉及抑郁高风险人群的甄别、抑郁障碍与躯体疾病、物质使用、睡眠、焦虑等问题的共病，到抑郁障碍的自我评估与自我调适，抑郁障碍的综合治疗与中医治疗，如何获得社区服务等，贴近患者需求，贴近家庭需求，贴近社会需求。本手册既可作为一般人群的科普读物，亦可作为患者和家属健康教育的指南，对于社区工作者和基层精神卫生工作者来说，更是一本便捷有益的工作手册。

上海市精神卫生中心

党委书记、主任医师

2022年10月

目　录

第一章　正确认识抑郁障碍

一、了解抑郁障碍的历史

在中国古代，人们很早就注意到了个体情感的异常变化，很多古书上都有关于情绪的观察和记载。“忧郁”这个词很早就被用来描述人的心境，并认为其与人的躯体疾病有关，例如春秋时期管仲认为“暴傲生怨，忧郁生疾，疾困乃死”。中国传统医学把很多情绪问题归于情志病，很早就有对情志病的记载，《黄帝内经》认为肝“在志为怒”，心“在志为喜”，脾“在志为思”，肺“在志为悲”，肾“在志为恐”。情志内伤是郁病的病因，主要是肝失疏泄、脾失健运、心失所养及脏腑阴阳气血失调所致。现在有很多经典的中药制剂，可用来改善情绪问题，还有很多针对情志方面的治疗和研究正在开展。

在国外，古希腊医学家希波克拉底认为，人体中有四种液体，其中黑胆汁与人的抑郁气质有关。17 世纪，英国学者波顿在《忧郁的解剖》一书中描述了大量的理论和他自身的忧郁体验，他认为忧郁症是非常可怕的疾病，“如果人间有地

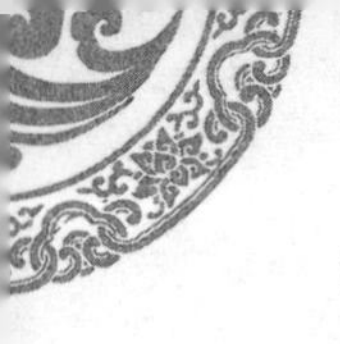

狱的话，那么在忧郁症患者心中就可以找到”。英国首相丘吉尔曾说：“心中的抑郁就像只黑狗，一有机会就会咬住我不放。”抑郁障碍在很多文学作品中出现过。近代精神病学、心理学、社会科学、神经科学等对抑郁障碍的发病机制及临床表现有了更多的研究。

二、什么是抑郁障碍

抑郁障碍是最常见的精神障碍之一，是指各种原因引起的以显著而持久的心境低落为主要临床特征的一类心境障碍。临床表现可以从闷闷不乐到悲痛欲绝，甚至发生木僵。本病多数患者有反复发作的倾向，大多数发作可以缓解，部分可能存在残留症状或转为慢性病程。部分患者会出现明显的焦虑和运动性激越，严重者可以出现幻觉、妄想等精神病性症状。有的患者存在自伤、自杀行为等。因此，通俗来说，抑郁障碍可分为轻度抑郁、中度抑郁、重度抑郁和伴有精神病性症状四种情况。

我们一般所说的“抑郁症”主要是指中度抑郁、重度抑郁和伴有精神病性症状等抑郁障碍。抑郁障碍的表现很多时候不易被外人察觉，等到被真正认识、重视时，往往已是木已成舟、覆水难收了。这主要源于人们对抑郁障碍知之甚少，不了解它的真实面目，从而不能对抑郁障碍持有正确的态度，甚至有人将抑郁障碍视为“富贵病”“矫情病”，以逃避对疾病的羞耻感。这是一种误解，我们需要正确认识这种疾病。

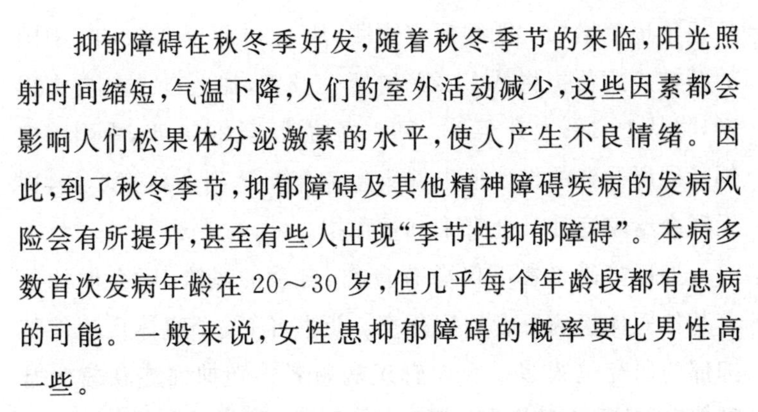

抑郁障碍在秋冬季好发，随着秋冬季节的来临，阳光照射时间缩短，气温下降，人们的室外活动减少，这些因素都会影响人们松果体分泌激素的水平，使人产生不良情绪。因此，到了秋冬季节，抑郁障碍及其他精神障碍疾病的发病风险会有所提升，甚至有些人出现“季节性抑郁障碍”。本病多数首次发病年龄在 20～30 岁，但几乎每个年龄段都有患病的可能。一般来说，女性患抑郁障碍的概率要比男性高一些。

经过规范抗抑郁治疗后，大部分患者的抑郁症状能够缓解或显著减轻。首次抑郁发作经过规范治疗，多数不再复发，但是对于出现 3 次发作且没有经过维持治疗的患者，日后复发的风险是比较高的。导致复发的原因很多，如维持治疗的药物剂量及使用时间不足，出现生活应激事件，存在社会适应不良，本身有慢性躯体性疾病，缺乏家庭社会支持以及有心境障碍阳性家族史，等等。抑郁症状缓解后，患者一般可恢复到病前的功能水平，但少部分患者会有一些残留症状和对社会功能或职业能力的影响。抑郁症状残留会增加疾病复发的风险，其中，焦虑和躯体症状是最为突出的抑郁障碍残留症状。

三、抑郁障碍带来的沉重负担

抑郁障碍具有高患病率、高致残率、高疾病负担等特点。2010 年，全球疾病负担研究结果显示，抑郁障碍已成为中国伤残损失健康生命年的第二大主因，由抑郁障碍导致的疾病

负担正逐年增加。既往研究预测，从1990年至2020年，中国的精神疾病负担将从14.2%增至15.5%，加上自杀与自伤因素，将从18.1%上升至20.2%。据估计，至2030年，中国因抑郁障碍所导致的伤残损失健康生命年将达到全球第1位，这无疑会给家庭和社会带来沉重负担。

抑郁障碍患者不仅会有自伤、自杀的风险，还会增加伴有其他躯体疾病患者的病死率。近些年，关于躯体疾病伴随抑郁的研究也很多。心血管疾病患者伴随抑郁症状较为常见，40%的冠心病患者以及45%的心肌梗死患者同时伴有轻度或中度抑郁症状，而15%～20%的心血管疾病患者患有重度抑郁。抑郁不但会降低患者对心血管疾病治疗的依从性，而且可诱发心肌梗死，使心血管疾病患者的死亡率大大增加。癌症患者伴发抑郁也很常见，有资料显示，癌症患者抑郁的发生率超过50%。另有研究结果发现，抑郁可使癌症患者的生存率降低20%，伴发抑郁使脑卒中患者的死亡率增加3倍。由于长期患有躯体疾病的负性应激，加上抑郁症状与躯体疾病的相互作用，导致躯体疾病患者的自杀率上升、病死率明显增加。

一旦确诊抑郁障碍，如果能够得到及时恰当的治疗，则会大大提高治愈的可能性，但目前抑郁障碍早诊早治的情况不容乐观，抑郁障碍的总体识别率较低，尤其是在综合医院。世界卫生组织(WHO)的多中心合作研究显示，15个不同国家或地区的内科医生对抑郁障碍的识别率平均为55.6%，上海综合医院临床医生对抑郁障碍的识别率仅为21%，远远低于国外水平。大多数抑郁症状并没有引起患者、家属以及医

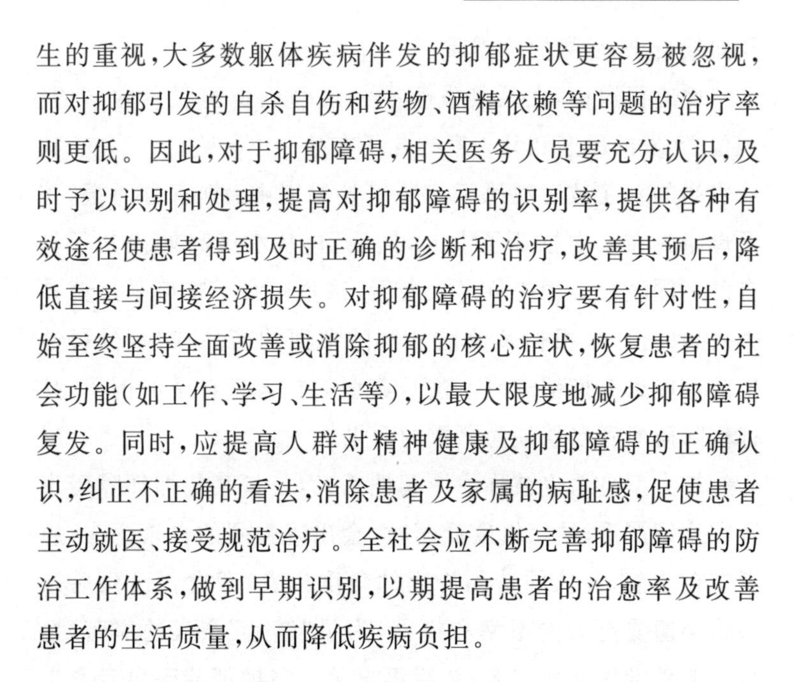

生的重视，大多数躯体疾病伴发的抑郁症状更容易被忽视，而对抑郁引发的自杀自伤和药物、酒精依赖等问题的治疗率则更低。因此，对于抑郁障碍，相关医务人员要充分认识，及时予以识别和处理，提高对抑郁障碍的识别率，提供各种有效途径使患者得到及时正确的诊断和治疗，改善其预后，降低直接与间接经济损失。对抑郁障碍的治疗要有针对性，自始至终坚持全面改善或消除抑郁的核心症状，恢复患者的社会功能（如工作、学习、生活等），以最大限度地减少抑郁障碍复发。同时，应提高人群对精神健康及抑郁障碍的正确认识，纠正不正确的看法，消除患者及家属的病耻感，促使患者主动就医、接受规范治疗。全社会应不断完善抑郁障碍的防治工作体系，做到早期识别，以期提高患者的治愈率及改善患者的生活质量，从而降低疾病负担。

四、抑郁的严重后果——自杀

自杀是抑郁最严重的后果，抑郁患者有自杀企图或自杀的风险显著高于普通人群。美国报道的抑郁障碍患者年自杀率约为 85.3/10 万，约是普通人群的 8 倍。上海的一项研究结果显示，抑郁障碍患者年自杀率约为 100/10 万。一般认为，抑郁患者发生自杀企图或自杀的风险与年龄、性别、社会环境变化以及抑郁的严重程度等有关。那些未及时诊断和治疗的抑郁障碍患者的自杀危险性非常高，尤其是还患有其他疾病（如焦虑障碍）和遭遇不良生活事件的患者。抑郁障碍患者除了存在自杀风险之外，还可能出现扩大型自杀以

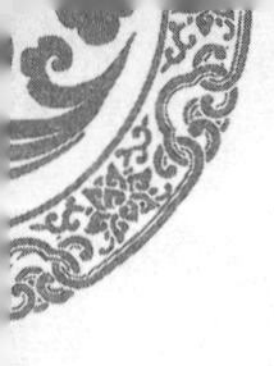

及曲线自杀，后果更为严重。

曾有报道称，在某县发生了一件令人扼腕叹息的事情，一位28岁的母亲和其4岁的儿子在某一小区坠亡。当晚，其一岁半的女儿被发现死于几公里外的家中。据官方通报，孩子母亲先在家中掐死了女儿，然后，再从小区高处让儿子与自己一同坠亡。相关负责人表示，该坠楼女子曾接受过精神类疾病的治疗，根据其此前从医院拿回的药品，初步分析她生前可能患有抑郁障碍。这是典型的扩大型自杀的例子，是抑郁障碍患者自杀最为严重的后果之一。

扩大型自杀也被称为怜悯性杀亲，是指某些抑郁障碍患者在病情严重、情绪极度低落时，会出现强烈的自杀念头；患者在自杀前，常从同情和怜悯的角度出发，考虑自己死后亲人将会遭受更大的不幸和痛苦，为了“解除”亲人的痛苦，在自杀前常常先杀死亲人，然后再自杀。当抑郁障碍患者产生悲观绝望的想法，并计划自杀以求解脱时，患者担心的是：我死了以后，我最亲密的人（如年幼的孩子或缺乏生活自理能力的老人）会因为我的离去而继续悲惨地生活在这个世界上，与其让他们活着受苦，不如让他们也早点解脱。患者的杀人行为是自杀行为的一部分，其主观动机是为了被杀者好，这种现象也被称为利他性自杀或怜悯性自杀，但是其后果是极其严重的，国内外都有过关于此类事件的报道。

曲线自杀是抑郁障碍患者自杀的另一种特殊形式，患者在悲观绝望状态下，准备采取自杀行动，但自己又下不了手，于是通过刑事犯罪，如杀害无辜，借司法制裁达到结束自己生命的目的。曾有报道，某县一小学门口发生一起车祸，一辆黑色轿车急速冲向学生队伍，造成数十名孩子伤亡。据通报，撞人者性格内向偏执、心胸狭窄，近期因夫妻矛盾，轻生厌世，产生极端念头，采取驾车冲撞方式，随机选择作案目标，导致案件发生。这是曲线自杀的典型案例，事情发生后，网上一片讨伐之声。其实，这不是因为品行问题造成的，而是与自身患有抑郁障碍有关。因此，一旦觉察自己出了问题，第一时间就医是非常重要的。

另外，青少年时期是人格形成及学习的最佳时期。近些年，有关青少年自伤、自杀事件屡有报道，而青少年抑郁情绪并且伴有自杀、自伤事件对其成长及社会功能的影响是非常大的。对青少年抑郁障碍进行识别及对自伤、自杀行为进行风险评估，需要学校、家庭及医院等多个方面联手行动，积极主动早期识别和预防青少年抑郁障碍。

五、对抑郁障碍认识的误区

抑郁障碍患者除了会出现核心的抑郁症状之外，还可能有某些特定的临床特征，如伴随着明显的紧张、忐忑不安，或者出现幻觉、妄想等。相关的诊断标准对此均有具体的描述，不过需要注意的是，具体到每一个患者，其抑郁的临床表现往往是多方面的，很难单一或局限于某一类症状。在日常生活中，人们对抑郁还存在一定误区。

（一）误区一：抑郁的人是自己想不开

很多人都觉得抑郁的人比较矫情，属于当事人没啥事瞎

想，结果想不开而得病。他们认为抑郁障碍患者自己想开了自然就好了，不用接受任何治疗。实际上，抑郁的起因并不是这么简单，它是生理、心理、社会等多种因素长期合力影响的结果，仅靠患者改变想法是不够的。

（二）误区二：抑郁的人多半意志不坚定

很多人认为抑郁是人情感脆弱、缺乏意志力的表现，实际上抑郁的发展是分阶段的。一开始，抑郁只是一种情绪，但如果不加以有效调节就会日益加重，结果发展为抑郁障碍。随着抑郁障碍程度日益加重，患者的大脑中会发生生物化学改变。此时，虽然当事人心里尚如明镜，但是已经身不由己，意志力很难起到作用了。

（三）误区三：开朗乐观的人不会抑郁

很多人一想到抑郁，脑海里就会浮现出一张愁眉不展、郁郁寡欢的脸，习惯性地认为开朗的人与抑郁无缘。实际上，抑郁与一个人的性格并没有必然的联系。有这样一部分抑郁者，他们平时在人前满面笑容，一副乐天派的样子，但是这种笑的背后隐藏着内心真实的苦涩或伤痛，他们的笑是为了工作、礼仪等原因而表现出来的，这种抑郁又叫“微笑抑郁障碍”。电视剧《我在他乡挺好的》中，胡晶晶在朋友眼里，是个像向日葵一样开朗的女孩，随时可以倾诉和依靠。她工作认真努力，对好朋友掏心掏肺，即便在自己的生日那天，承受着失业和欠债的多重重压，还依然热情地回复生日祝福……任谁也没想过，这样一个元气满满的女孩，却选择了在生日

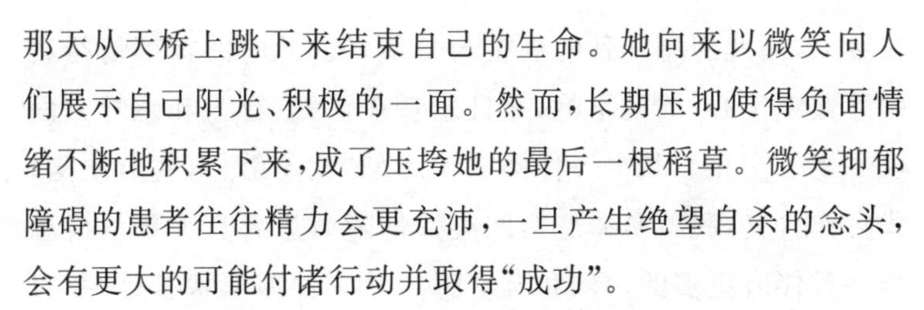

那天从天桥上跳下来结束自己的生命。她向来以微笑向人们展示自己阳光、积极的一面。然而，长期压抑使得负面情绪不断地积累下来，成了压垮她的最后一根稻草。微笑抑郁障碍的患者往往精力会更充沛，一旦产生绝望自杀的念头，会有更大的可能付诸行动并取得“成功”。

在了解这些误区之后，我们应意识到，对于抑郁障碍没有必要讳疾忌医，而且患有抑郁障碍与其他任何一种疾病一样，并不是一件羞于启齿的事情，其责任大部分不在于患者自身，而是许多因素综合作用的结果。因此，我们需要正视抑郁障碍，认识到它的产生很自然，并且抓住诊治的最佳时机，以免拖延时间而加重病情。

六、抑郁情绪不一定是抑郁障碍

从正常的抑郁情绪到病理性抑郁情绪，有些研究者认为这是一个连续的变化，是从量变到质变的过程。有些研究者认为正常抑郁情绪与病理学抑郁情绪是两种不同的情绪状态，具有不同的原因。但是不管争论结果如何，从抑郁情绪到抑郁障碍的评估对治疗有很重要的意义。

若人们遭受创伤而出现悲痛、难过，表现出明显缺乏动力、失去乐趣，或是自主神经紊乱，表现为进食困难、睡眠障碍等，这些都是抑郁情绪的表现。拥有抑郁情绪的人群，在外界刺激因素逐渐减弱的时候，情绪会逐渐好转至恢复到正常状态。但抑郁障碍的人群不会因为外部刺激逐渐减弱而情绪好转，即使外界刺激已经消失，他们依然会认为自我正

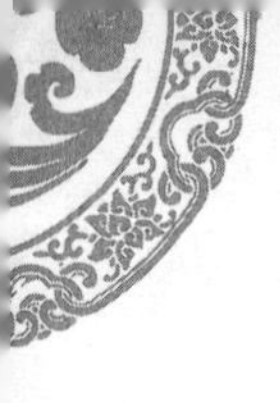

在毁灭，因此而感受到的痛苦与日俱增。此时的抑郁情绪会始终萦绕于心，绵延不绝，并且患者在认知、行为和感觉方面也发生了变化。其中一种抑郁状态是“我不够好，我有缺陷，我自作自受，我就是罪恶”，此类抑郁障碍患者有大量消极思维并且伴有更多的内疚和自责感。另一种抑郁状态是“我很空虚，我很饥渴，我很孤独，关心我吧”，此类抑郁障碍患者有大量的无助、无力感，严重影响正常社会功能，产生自卑心理。因此，抑郁障碍患者是无法自己摆脱抑郁情绪的，需要进一步关注其症状，并尽早接受治疗。

七、哪些人易得抑郁障碍

受抑郁障碍困扰的患者不但能感受到痛苦，而且会影响自身的生活、工作及学习。对于抑郁障碍，我们不能忽视，而应该直面它并引起足够的重视。抑郁发作受很多因素的影响，应多关注抑郁障碍的高危人群，尽早识别，以做到早预防、早干预。

（一）有家族遗传史

抑郁障碍是一种具有家族聚集性的疾病，如果自己的父母或者兄弟姐妹有确诊过抑郁障碍，那就需要多关注自己的情绪健康了。据相关研究报告，抑郁障碍患者的亲属患病的可能性是一般人群的两倍，父母其中一人得抑郁障碍，子女得病的概率为 25%；若双亲都是抑郁障碍患者，子女罹患率提高至 50%～75%。

（二）性别

据初步统计，抑郁障碍患者中，女性占比为68％，远高于男性。这不仅是因为女性的情感比男性更细腻，容易受到外界环境的影响，还因为女性会经历孕期，这个时期女性体内的激素水平变化大，很容易发生抑郁障碍。对成年女性而言，抑郁障碍往往容易发生在一些特殊时期，如妊娠期、产后、更年期等。抑郁障碍不仅会影响女性的身体健康，还会影响她们的社交关系、职业生涯和自我价值感，而且会由于生理激素和外界刺激等因素使得她们的病情变得更加复杂。

产后抑郁障碍一般发生在产后4～6周的时间，但是也有些女性可能会在分娩后的数个月内发病。

案例：在一家著名外企任职的陈某，婚后生下一个可爱的男孩，在亲人们的精心呵护下，母子平安，小家伙健康成长。可是在孩子满月后，家人发现小孩的母亲发生了一些变化。她白天总是无精打采，缺少笑容，晚上又睡不着觉，怕声响和光亮；心情压抑、烦躁，易发脾气，对什么都没兴趣；不思茶饭，母乳量明显减少；总担心孩子会生病，怀疑自己能否把孩子养大，甚至有抱孩子去跳楼、一起死去的可怕念头。家人都很着急，无论怎样开导、劝解和鼓励，都没有什么作用。后来，家人陪同她到心理科门诊就诊，原来她得了“产后抑郁障碍”。经过系统规范治疗，她很快痊愈了，家里恢复了往日的快乐与幸福。

（三）慢性疾病

慢性病患者由于长期受疾病的困扰，常会感到悲观黯

淡，对病情无能为力，久而久之，会增加患抑郁障碍的概率。例如，心脏病、脑卒中（中医称“中风”）、糖尿病患者，得抑郁障碍的概率较高。甲状腺机能亢进者，即使在轻微的情况下也可能患上抑郁障碍。有研究显示，抑郁障碍与心脏病多有关联，多达一半的心脏病患者可能伴有抑郁障碍。恶性肿瘤患者中抑郁障碍的发生率明显高于一般人群，其原因是多方面的。恶性肿瘤对患者的健康和生命所构成的威胁、患病后对患者生活质量和社会功能的影响、抗肿瘤药物的不良反应、手术治疗所致的躯体残缺或生活不便等，均可以成为抑郁障碍的重要诱因。

（四）药物因素

由药物导致的抑郁障碍被称为药源性抑郁障碍，主要包括作用于中枢神经系统的药物，如镇静催眠类药物、抗精神病药物等；改变体内激素水平的药物，如口服避孕药、糖皮质激素等；长期服用治疗高血压、关节炎或帕金森病药物的患者，由于药物作用，使神经兴奋性降低、精神抑制，容易导致抑郁障碍的发生；还有一些减肥药等，长期服用这些药物都可能引发抑郁障碍。

（五）人格特征

人格特征中具有较为明显的焦虑、强迫、冲动等特质的个体易发生抑郁障碍。例如，日常生活与工作中过分疑虑及谨慎，对细节、规则、条目、秩序或表格过分关注，力求完美，道德感过强，谨小慎微，过分看重工作成效而不顾乐趣和人

际交往，过分拘泥于社会习俗，刻板和固执；或在社交场合过分担心会被别人指责或拒绝；或在生活风格上有许多限制；或回避那些与人密切交往的社交或职业活动等。具有这些人格特征的群体，发生抑郁障碍的风险会更高。

(六)高压环境

不管是生活压力还是职场压力，如果长期处在高压的环境中，产生焦虑、抑郁情绪的概率都会更大，也更加容易导致抑郁障碍的发生。处于高压环境中的人群，每个年龄段都可能发生抑郁。大多数人都会觉得这种病只会出现在成人身上，但据心理学家研究，儿童也很容易患抑郁障碍，近些年来患抑郁障碍的儿童也不在少数。例如，某位女士的女儿在3岁之前非常活泼开朗，但自从上学后，这位女士发现女儿的话变少很多，后来发现女儿总是频繁地做噩梦，而且她的朋友也很少，平时也很不爱出去。该女士开始意识到女儿有心理方面的问题，带她就医。经过心理医生与女儿的一番交流，得知她的女儿被学校的同学欺负了一年有余，已经有了中度抑郁。

(七)遭受过心理创伤

儿童期的不良经历往往构成成年期发生抑郁障碍的重要危险因素。有调查发现，儿童期有以下经历的个体在成年后容易发生抑郁障碍：①儿童期双亲丧亡，尤其是在学龄前期。②儿童期缺乏双亲的关爱，如在儿童期，由于父母的关系不融洽、父母分居两地、父母的工作或其他原因使儿童被

长期寄养在祖父母处、全托幼儿园或寄读学校等。③儿童期受到虐待，特别是性虐待。④儿童期的其他不良经历，如长期生活于相对封闭的环境、父母过分严厉、无法进行正常的社会交往等，或者成年后遭遇了一些应激事件，这类人也容易患抑郁障碍。

（八）其他

在升学、就业、住房等面临着空前激烈竞争的青年人，许多人的梦想破灭，导致失望、挫折和丧失信心，存在抑郁的风险；剧烈变化的青春期少年，在高傲和自卑间徘徊，既想摆脱家庭的束缚，又未完全独立，这使得他们面对重大挫折时容易产生严重的情绪反应。另有研究表明，睡眠不足的人容易陷入消极情绪并且难以自拔，进而产生焦虑、抑郁。

综上，抑郁障碍对人体健康危害很大，形成的诱发因素很多。对抑郁障碍高危人群，要采取积极的预防保护措施，高度重视抑郁障碍的诱发因素，加强对易患人群的健康指导，及时回避不良生活刺激，有效降低抑郁障碍的发病率，提高易患人群的生活质量。

八、抑郁障碍发病危险因素模型

抑郁障碍的病因及发病机制复杂，目前尚未完全阐明，研究者普遍认为可能是生物因素、心理因素和社会环境因素等共同作用的结果。就心理、社会及环境因素而言，个性特征、社会支持、童年创伤、睡眠质量、生命质量、个体健康状况、社会老龄化程度及经济发展水平等多方面因素均会影响抑郁障碍的发生。国外有一项系统综述研究发现，社会支持是预防抑郁障碍的保护因素。科恩(S. Cohen)和霍伯曼(H. M. Hoberman)认为，社会支持能减少人们在高水平压力下的致病影响，有利于身体健康。童年创伤对成年期抑郁情绪能起到预测作用，且会影响个体的抑郁情绪。研究表明，存在童年期创伤的人群比正常人群患抑郁障碍的可能性增加 2.3 倍。还有研究者认为，抑郁障碍患者生活质量得分与其抑郁程度相关，即抑郁评分越高，其生活质量评分越低，生活质量水平越低。还有研究者发现，抑郁障碍在许多方面对患者的功能状况和生活质量有重大的负面影响。

2020 年，山东省精神卫生中心自 2015 年全省精神障碍流行病学调查中筛查诊断出的 1200 余例抑郁障碍患者中，选取 8 个市的抑郁障碍患者(约 800 例)及按照同性别、同年龄组、同居住区域匹配的健康人群(约 1600 例)，进行了 5 年追踪随访研究。研究者对抑郁障碍发病相关的一般人口学资料、疾病资料、睡眠质量、生命质量、应对方式、社会支持、童年创伤等因素进行筛选分析，发现了影响社区健康人群抑郁障碍发病的危险因素，由此初步构建了危险因素结构方程模型(见图 1-1)，发现社会支持可以直接影响抑郁发作，社会支持也可以通过影响睡眠质量、童年创伤、生命质量及心理健康水平而影响抑郁发作；童年创伤可以直接影响抑郁发作，童年创伤也可以通过影响睡眠质量、生命质量、心理健康水平进而影响抑郁发作；睡眠质量、生命质量、心理健康水平也可以直接影响抑郁发作。

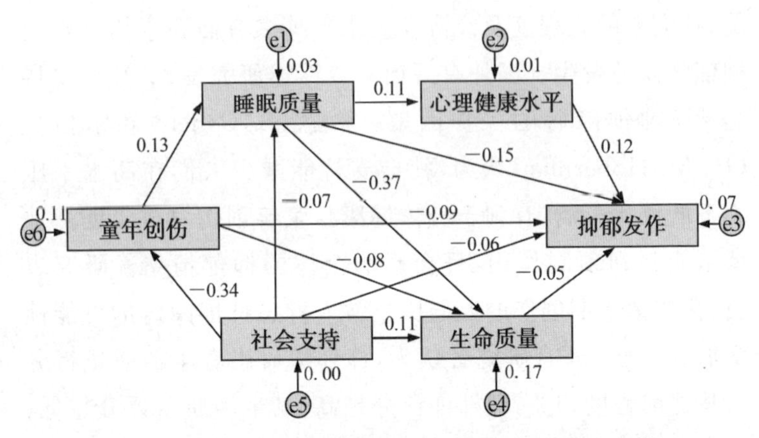

图 1-1　社区健康人群抑郁障碍发病危险因素结构方程模型

根据上述结构方程模型结果，山东省精神卫生中心结合临床经验及相关文献证据，构建了包括健康状况、遗传因素、神经发育、童年创伤、个性特征、社会支持、睡眠质量、生命质量、老龄化、经济发展等相关因素的危险因素模型（见图 1-2）。

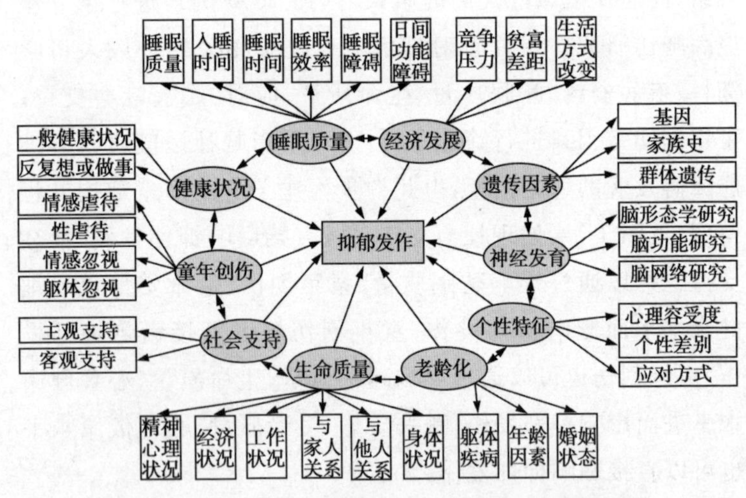

图 1-2　社区健康人群抑郁障碍发病危险因素模型

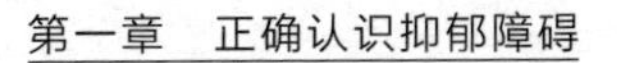

因此，提升大众生命质量、改善睡眠质量、减少个体童年创伤经历、拥有健全的性格特质、给予较充足的社会支持以及为社区群众提供必要的心理健康教育等，均是降低抑郁障碍发病风险的有利措施。

第二章　躯体疾病与抑郁障碍

抑郁障碍患者可能会有各种各样的躯体症状，包括食欲和性欲的变化、精力不足、睡眠障碍、非疼痛性躯体症状（如头晕、心悸、呼吸困难）和全身疼痛（头痛、背痛、肌肉骨骼痛和胃肠道紊乱）等。

案例：某小区的张阿姨得了一种麻烦的病，这两年总是胃不舒服，稍微吃点东西就恶心，动不动就吐，看见自己喜欢吃的也不敢多吃，且体重明显下降。因为这病，她多次去综合医院，彩超、胃镜、肠镜，该做的都做了，医生都说没毛病。接着，胃病没治好，还添了新毛病，头也疼，背也疼，没有一天好时候。近半年，磁共振、计算机断层扫描（CT）都做了，还住了几次院，查来查去还是没毛病。没毛病是好事，但是张阿姨就是不放心，天天想着自己的病，有点风吹草动就着急上医院。现在是家务也不做了，也不出门玩，没到年龄就提前退休了，整天在家不是坐着就是躺着，唉声叹气过日子，后来经医生建议就去看了精神科。身体不舒服，为啥要看精神科？

那么接下来，我们就要聊一聊躯体疾病与抑郁障碍……

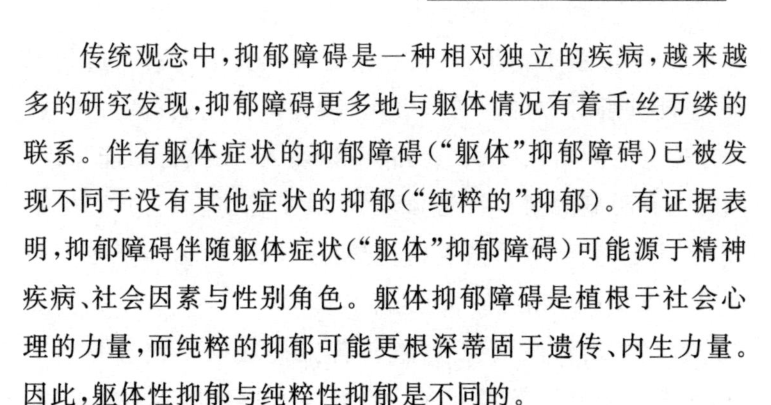

传统观念中，抑郁障碍是一种相对独立的疾病，越来越多的研究发现，抑郁障碍更多地与躯体情况有着千丝万缕的联系。伴有躯体症状的抑郁障碍（“躯体”抑郁障碍）已被发现不同于没有其他症状的抑郁（“纯粹的”抑郁）。有证据表明，抑郁障碍伴随躯体症状（“躯体”抑郁障碍）可能源于精神疾病、社会因素与性别角色。躯体抑郁障碍是植根于社会心理的力量，而纯粹的抑郁可能更根深蒂固于遗传、内生力量。因此，躯体性抑郁与纯粹性抑郁是不同的。

抑郁和躯体疾病之间的联系随着年龄的增长而增加，并且，抑郁障碍的特征随着年龄的增长可能会更多。在临床实践中，抑郁的老年人表现出更多的疑病症和抑郁的躯体症状，而心情差、少语、懒动、自责、自卑、无助、罪恶感、性兴趣的丧失等更多地与早年抑郁有关。晚年抑郁的特征是躯体负担越重，症状越明显。老年抑郁障碍的特征不仅包括更多的躯体症状，而且还表现为更严重的躯体疾病负担。初级护理的抑郁障碍患者经常出现躯体症状，抑郁障碍的躯体性表现在所有文化背景的住院和门诊环境中都很常见。三分之二的患者表现出他们的抑郁情绪仅伴有躯体症状，超过一半的患者抱怨有无法解释的躯体症状。这说明，躯体症状是抑郁发作的重要组成部分。

一、阿尔茨海默病与抑郁

阿尔茨海默病是一种隐匿起病、进行性发展、不可逆的慢性神经退行性疾病，临床上主要表现出记忆障碍（记不清

年月日、学习新事物困难、丢三落四等）、失语（找词、造句困难，不能理解对方说的话）、失用（丧失接打电话、梳头、穿衣及其他生活能力）、失认（迷路、不识熟人）及执行功能障碍，同时伴有明显的精神行为异常（情绪不稳、焦虑、抑郁、失眠等）和社会、生活能力减退（社交明显减少、生活需要专人照料等），以及神经系统症状（走路不稳等）。

在阿尔茨海默病患者中，抑郁障碍或抑郁状态并不罕见，患者可能显得淡漠、退缩、行动比之前迟缓、活动减少、人情世故减少等。据报道，尽管阿尔茨海默病的严重程度与共病抑郁症状或确诊抑郁障碍的患病率之间没有明显关联，但重度抑郁发作的发生率在阿尔茨海默病患者中达到20%～25%。阿尔茨海默病患者的抑郁与生活质量损害和照料者负担增加有关。除了早期在养老院的安置影响患者情绪，生物-心理-社会因素也与患者的抑郁表现相关，而生物因素，如大脑病理，可能是主要影响因素。抑郁情绪、失去兴趣、无助、无用和焦虑是患者最显著的抑郁症状。与重度抑郁障碍相比，阿尔茨海默病型抑郁障碍患者的精神运动障碍更为突出，而重度抑郁障碍患者可能有更明显的躯体焦虑；并且，患者更多地需要家属及外界的支持和鼓励。此外，社会心理干预，如验证、回忆、体育锻炼和对痴呆患者照顾者的干预都对阿尔茨海默病伴有抑郁患者的疾病改善有帮助。

二、帕金森病与抑郁

帕金森病是中国65岁以上人群中第二常见的神经退行

性疾病，仅次于阿尔茨海默病，主要表现有运动特征，如肌张力增高、运动迟缓、震颤等。精神症状是帕金森病的重要非运动特征，焦虑/躯体化域（包含躯体焦虑和一般躯体症状）、迟滞症状域（包含情绪抑郁、工作兴趣和迟滞）以及无望症状域（无助、无望、无价值）在帕金森病患者中更为普遍和严重，对健康相关的生活质量有显著的影响。帕金森病的抑郁患病率高达60%，它经常与抑郁障碍和认知障碍共存。抑郁和焦虑是帕金森病患者最常见的合并症，但由于与其他躯体特征重叠，自述率低，往往阻碍了对症状的及时识别和诊断。临床医生有必要对此提高认识，并迫切需要更好的评估和治疗办法。

临床上，许多因素与帕金森病的抑郁有关，包括症状出现的年龄较轻、运动严重程度增加、运动并发症、疾病阶段、多巴胺能药物和运动亚型（特别是姿势不稳定步态困难）等。其他相关因素包括共存的精神症状（幻觉、焦虑、认知症状）、睡眠困难、环境因素、遗传因素和心理因素（如个性、对疾病的心理调整）等，这些均是影响情绪障碍发展的重要因素。因此，抑郁障碍的发病率在几种神经系统疾病和（或）其他慢性疾病中有所增加。近几年，研究者发现抑郁症状在帕金森病中发病率更高，并且可能早于运动症状的出现，进一步表明抑郁症状是帕金森病的一种表现。

帕金森病患者的抑郁症状与主观睡眠质量高度相关，睡眠节律的紊乱直接影响患者抑郁症状或疾病严重程度，在认知障碍患者中更普遍。抑郁症状是影响睡眠质量的重要因素，患有抑郁症状的帕金森病患者比没有抑郁症状的患者睡

眠质量差。针对抑郁障碍和智力低下的详细评估和特定的干预治疗可以缓解睡眠障碍，从而间接改善患者抑郁症状。

帕金森病患者抑郁症状与认知障碍的关系复杂。抑郁症状会引起并增加认知障碍在帕金森病中的紊乱，认知功能障碍是抑郁障碍发生的一个危险因素，患有智力低下的帕金森病患者比没有智力低下的患者更普遍地出现抑郁症状。

三、心血管疾病与抑郁

抑郁障碍的疾病负担不仅影响患者社会功能和生活质量，还影响躯体健康。有证据表明，抑郁障碍会增加随后患心血管疾病的风险。心血管疾病是指那些影响心脏和血管的疾病，包括冠心病、高血压、心律失常和外周动脉疾病等。重度抑郁疾病随后增加约 80％心血管发病率和死亡率的风险。重度抑郁对心血管健康的影响或许可以通过中介机制来解释，如不健康的生活方式（吸烟、过度饮酒、缺乏运动、不健康的饮食、治疗不遵从性）和不利的病理生理紊乱（自主神经功能紊乱、代谢失调等）。临床诊断为重度抑郁障碍的患者发生心血管疾病的风险高于有其他抑郁症状的患者。

流行病学证据提示，抑郁障碍患者发生外周动脉粥样硬化的风险增加，如冠状动脉或主动脉钙化、内皮功能受损和动脉硬化增加。此外，除了增加心血管疾病发病风险外，当心血管疾病已经出现时，抑郁还会增加心血管疾病死亡的风险。有大量证据表明，抑郁障碍不仅与心血管疾病的发病有关，而且还对心血管疾病的进展和预后有很大影响。很明

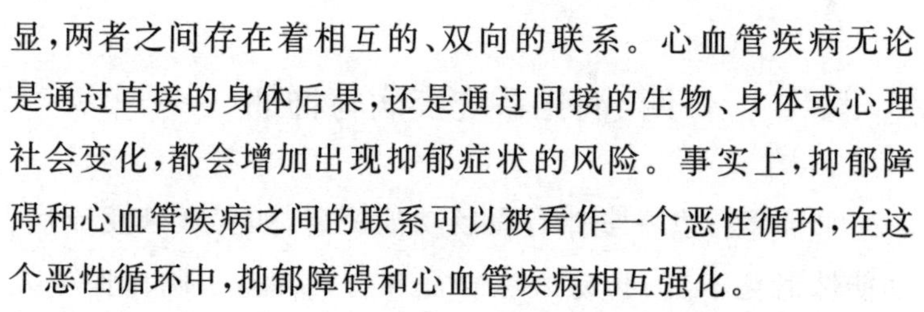
显，两者之间存在着相互的、双向的联系。心血管疾病无论是通过直接的身体后果，还是通过间接的生物、身体或心理社会变化，都会增加出现抑郁症状的风险。事实上，抑郁障碍和心血管疾病之间的联系可以被看作一个恶性循环，在这个恶性循环中，抑郁障碍和心血管疾病相互强化。

不健康的生活方式是抑郁与心血管健康的联系机制。抑郁障碍患者增加的不良行为风险可能导致他们发生不良心血管事件的风险更高。抑郁障碍患者不仅吸烟更频繁，而且被发现戒烟的可能性更小。此外，抑郁障碍患者的食物摄入已被证明比非抑郁障碍患者更不充足、更不健康。有研究表明，抑郁障碍患者 24 小时的热量摄入高于非抑郁障碍患者，而某些维生素（如维生素 D、维生素 B_{12} 和叶酸）缺乏在抑郁障碍患者中更为普遍。抑郁障碍患者也较少参加诸如散步、园艺等体育活动。缺乏体育锻炼在抑郁障碍患者中很常见，部分原因是他们对运动的态度可能更消极。抑郁的情绪妨碍健康，使人们无法获得充分的医疗照顾和康复，也无法遵循治疗方案。抑郁的心脏病患者获得的护理质量低于非抑郁的同龄患者，这导致了他们有较高的死亡风险。上述不健康的生活方式可能导致抑郁障碍患者更容易出现不良健康结果，这些构成了心血管疾病发病的重要风险因素。

生物调节紊乱将抑郁障碍与心血管健康联系起来。生物调节紊乱已被证明与心动过速和高血压倾向等心血管躯体症状有关，当人们暴露在压力条件、抑郁状态下时，生物调节紊乱可能会变得更加明显，这增加了心血管疾病的发生风险。

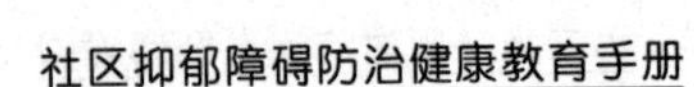

四、消化系统疾病与抑郁

抑郁障碍患者常伴有胃肠功能障碍，如胃食管反流病、功能性消化不良、肠易激综合征和胃溃疡等。临床医生发现，很多抑郁障碍患者常以胃肠道症状为首要原因去医院就诊，而对胃肠疾病患者进行抑郁量表评估时发现，存在抑郁状态者在50%以上。这些证据均提示抑郁障碍与消化系统疾病之间有着密切的关系。

近年来，脑-肠轴的作用受到越来越多人的关注，随着研究的深入，人们渐渐认识到很多疾病的发展与转归都有脑-肠轴的参与。脑-肠轴是将脑神经与肠神经连接在一起的神经网络系统，连接着情感中枢、胃肠感觉与功能以及内分泌免疫功能。肠道菌群对胃肠道功能有重要的调节作用，而最近的研究结果表明，肠道菌群对宿主的应激反应、认知功能和抑郁情绪也有影响。抑郁障碍患者常有肠道微生态失衡的表现。此外，导致抑郁障碍的主要原因，即5-羟色胺降低可能与消化系统疾病的发生有关。5-羟色胺作为神经递质，不仅广泛存在于中枢神经系统，而且在肠神经系统中也有较高的含量。5-羟色胺含量降低不仅能够导致情绪调节障碍，引发抑郁症状，还能够导致胃肠平滑肌收缩舒张失调，引起一系列胃肠道症状。

消化系统恶性肿瘤是一种发病率和死亡率都很高的疾病，患者饱受心理压力的折磨，恶性肿瘤带来的剧烈疼痛以及面对死亡逼近的恐惧，使多数患者出现抑郁、焦虑、绝望等

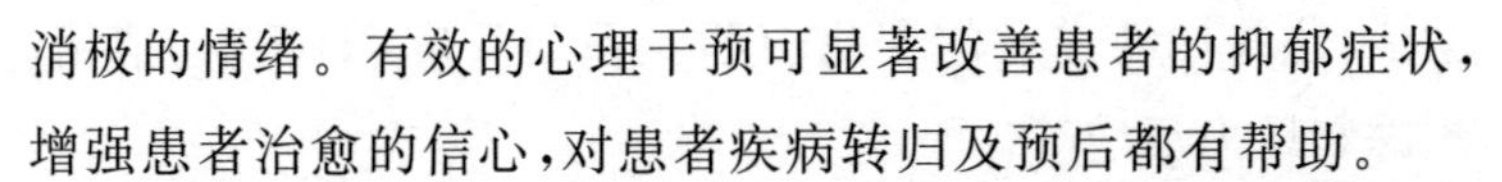

消极的情绪。有效的心理干预可显著改善患者的抑郁症状，增强患者治愈的信心，对患者疾病转归及预后都有帮助。

消化系统疾病与抑郁状态关系密切，消化内科医生与精神科医生应充分发挥联络会诊机制，增加交流合作，必要时给予患者内科药物、抗抑郁药物及心理治疗系统治疗，将会明显改善患者的预后。

五、疼痛与抑郁

抑郁障碍经常伴有无法解释的身体疼痛，疼痛是抑郁障碍患者经常抱怨的症状，高达76%的抑郁障碍患者报告有疼痛的身体症状，包括头痛、胃痛或模糊的局部疼痛等症状。国际疼痛研究协会将疼痛定义为与实际的或潜在的组织损伤相关联，或者可以用组织损伤描述的一种不愉快的感觉和情绪上的体验。虽然查不出身体上明确的毛病，但患者的痛苦却是实实在在的，更多的疼痛症状与更严重的抑郁障碍相关。疼痛的存在预示着抑郁缓解的时间更长，而疼痛症状的缓解是抑郁症状完全缓解的一个强有力的预测因素。在分析不同类型的躯体症状的影响时，疼痛症状对抑郁障碍诊断及预后具有很大的预测价值。

近年来，抑郁和疼痛已经获得了很多的关注。抑郁可能先于疼痛，或者疼痛先于抑郁，亦或疼痛和抑郁同时出现。抑郁和疼痛的共存可以通过共同的神经生物学途径和心理背景来解释。神经递质，如谷氨酸、P物质、血清素、去甲肾上腺素、多巴胺、脑源性神经营养因子在慢性疼痛和抑郁中被

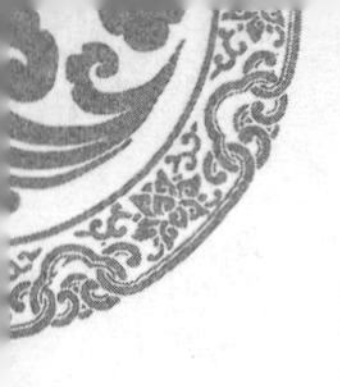

激活，这些神经递质的变化引起一系列反应，如睡眠、情绪、焦虑和压力反应等。

抑郁障碍与各种病因的疼痛有很高的共病率。临床上常常看到，一些表述某固定或不固定部位疼痛的患者反复在综合医院多个科室就诊。疼痛原因不明，定位不准，难以取得较好的疗效。这类患者可能已经具有典型的核心抑郁症状，其中一个突出的表现就是常伴有无法用器质性疾病或归因于其他诊断的疼痛，这些痛苦的症状不应被忽视，因为它们可能会影响诊断、治疗反应和临床结果。此时，及早识别抑郁，提高患者对抑郁症状下疼痛的认识，有助于有效缓解抑郁和疼痛。早期的识别和有效的治疗可以达到理想的效果，减少复发。为了达到整体症状的缓解，对身体和疼痛症状的共同治疗是必不可少的。治疗应及早开始，以避免症状仅部分缓解，带来不利的生物学和心理社会后果。

六、癌症与抑郁

尽管抑郁障碍和情绪相关疾病在癌症患者中很常见，但这些疾病在临床实践中经常被忽视。流行病学数据显示，癌症患者抑郁障碍的患病率比一般人群的患病率高 2～3 倍，与其他身体疾病患者的患病率相似。抑郁障碍患病率与癌症部位、癌症分期等均有关系。焦虑特征、不良的应对策略、不良的社会支持感知和诊断后早期的心理困扰水平会影响后期的抑郁症状。

七、糖尿病与抑郁

糖尿病、老年和抑郁障碍引起的问题的复杂性仍然是一个重要的公共卫生挑战。既往已知的 2 型糖尿病在有抑郁障碍的人群中的患病率是无抑郁障碍人群的两倍。通常影响老年人群的情绪问题会加剧疾病的恶化。老年人群中糖尿病和抑郁障碍等疾病并存是一个重大的社会问题。多项研究表明,糖尿病患病率与抑郁症状之间存在双向关系。

此外,成瘾、系统性红斑狼疮、卒中、哮喘、慢性阻塞性肺疾病、甲状腺疾病、过敏等躯体疾病在精神科治疗的抑郁障碍患者中也较为常见,且与更严重的临床症状、较低的缓解率相关。在治疗抑郁障碍患者时,也应该监测他们的躯体健康指标。认知行为疗法、情感支持、心理教育、应对策略和社交技能训练、生物反馈、放松技巧、家庭干预、催眠、适度运动、职业疗法及躯体疾病的积极治疗,在躯体疾病伴发抑郁时,均应全面考虑,因病施治,综合施治。

第三章　药物、物质与抑郁障碍

现阶段，人们的工作和生活压力不断增加，抑郁障碍的发病率也在增加。我们知道，得了抑郁障碍就会长时间感觉悲伤，开心不起来，什么事情都不想去做，每天会觉得非常疲劳，脑子反应也很慢等；还有人会出现自卑、内疚等表现，严重的会出现自伤、自杀等危险行为。为什么会有人得抑郁障碍呢？目前尚不明确，但是在研究过程中发现，很多因素使抑郁障碍的发病风险提高了。比如说很多药物的应用会导致抑郁的发生，酒精、烟草及毒品等物质滥用的患者抑郁障碍的发病率也会增加。本章中，我们将着重讲述药物、酒精、烟草、毒品与抑郁障碍的关系及治疗。

一、药物与抑郁障碍

很多药物可以导致不同程度的抑郁症状。研究发现，这些药物有 230 多种，其中包括我们经常见到或者常用的药物，如心血管系统用药、抗病毒药、避孕药、消化系统药、抗菌药物、精神障碍药物等。我们称这类由于应用其他药物引起

的抑郁障碍为药源性抑郁，它也是抑郁障碍的一种。下面，我们将介绍哪些常用药物可以引起抑郁，怎么识别抑郁，以及如何应对抑郁。

(一)引起药源性抑郁的常见药物

1.心血管系统药

利血平是治疗高血压的老药，它引起抑郁障碍的发病率能达到20%。除此以外，它还可以加重原有抑郁障碍患者的症状，所以目前已经不推荐它作为降压的首选药物了。那么其他降压药也有这种作用吗？目前常用的降压药，如美托洛尔、贝那普利、硝苯地平、氨氯地平也有导致抑郁的报道。其他心血管类药物如氟桂利嗪、地高辛、普萘洛尔、普伐他汀等也有导致抑郁的可能。

2.抗病毒药

干扰素是一种抗病毒药物。在临床应用中发现，干扰素可以引起认知功能和性格的变化，而这种变化与抑郁的发生有一定关系。

3.口服避孕药

有研究报道，口服避孕药的抑郁发生率为2.8%～50%，常见的口服避孕药包括醋酸甲地孕酮、去氧孕烯炔雌醇片、左炔诺孕酮。

4.消化系统药

常用的消化系统药物如雷尼替丁、氯波必利、多潘立酮也有引起抑郁的报道。

5.抗菌药物

抗菌药物在家庭、社区、医院使用非常普遍,曾有关于头孢吡肟、阿莫西林、氧氟沙星、甲硝唑、奥硝唑、磺胺嘧啶、环丙沙星、加替沙星、舒巴坦钠、头孢拉定、克霉唑引起抑郁的报道。

6.精神科药物

精神科药物中,也有很多药物可以引起抑郁症状。抗精神病药物,不管是早期应用的老药(如氯丙嗪、奋乃静等),还是现在应用的新药(如利培酮等),都会引起不同程度的抑郁症状;很多改善睡眠的药物也有类似的情况,如地西泮、阿普唑仑等。另外,有些作用于神经系统的药物也会引起抑郁,如卡马西平、左旋多巴、金刚烷胺等。

(二)药源性抑郁的识别

我们在应用前面介绍的药物的过程中,要随时关注自己的情绪变化,如果出现下面这些情况,建议咨询专业的精神科医生:①每天都觉得心情很糟糕,即使有让人开心的事情,也开心不起来了。②对什么事情都提不起兴趣,以前喜欢的事情,现在也不想去做了。③整天觉得身体很疲劳,虽然也没干什么体力活。④脑子反应比较慢,老觉得注意力不能集中,老忘事。⑤睡眠不好,食欲下降等。

当你在使用某些药物后出现逐渐加重的抑郁时,除了要咨询本身疾病治疗医生外,一定要咨询专业的精神科医生。其通过了解你的心理状态,评估抑郁的严重程度,能够给予合理的治疗。特别是女性、老年人和有心血管系统及中枢神

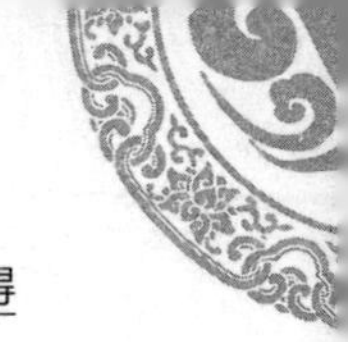

经系统疾病的患者应特别关注情绪变化。

(三)药源性抑郁的治疗

对于已经发生药源性抑郁的患者,患者及家属要了解维持使用该药可能导致的后果,可以在医生指导下逐渐减药或停药,部分患者通过停药或减药后症状能缓解或消失。如果抑郁情绪较为严重,可能需药物治疗或药物治疗联合心理治疗。

临床上常用的抗抑郁药有很多种类型,可以寻求专业的精神科医生的帮助,根据病情及耐受性,选择合适的抗抑郁药物进行治疗。对于有明显心理社会因素作用的抑郁障碍患者,在药物治疗的同时常需要合并心理治疗,如通过解释、指导、安慰等帮助患者正确认识自身疾病,主动配合治疗,改善患者的心理适应能力,从而减轻患者的抑郁症状,调动患者的积极性,促进其康复。

案例:50 岁的王阿姨,最近总是感觉疲乏无力,容易失眠,而且心情也不好,常常唉声叹气,烦躁不安。家人带她到医院检查,反复查也查不出问题,最后经医生推荐到精神科就诊,诊断为抑郁障碍。经过与家属沟通,医生了解到 1 年前王阿姨查出患有高血压,一直坚持服用利血平降血压,推测目前出现了药源性抑郁障碍。更换其他降压药,同时给予抗抑郁药和心理治疗后,不到 1 个月,王阿姨的情况有了明显改善。

(四)总结

女性、大于 60 岁的老年人为药源性抑郁的易发人群。

特别是青春期、育龄期、更年期三个年龄阶段的女性，各项生理指标均较敏感，服用药物后干扰了某些生理机能的正常调节，易导致抑郁障碍。老年人脏器功能随年龄增长逐渐减弱，药物排泄较慢、易蓄积，致使药效增加，再加上睡眠障碍、生活自理能力障碍、合并多种疾病用药等，均可能增加药源性抑郁障碍的发生率。此外，对于本身患有心脑血管、中枢神经系统等疾病者应给予重点关注。

二、酒精与抑郁障碍

众所周知，喝酒可以上瘾。一般而言，如果一个人过度使用酒精而无法自我节制，会导致认知上、行为上、身体上、社会功能或人际关系上的障碍或影响，且明知故犯，无法克制，就达到酒精依赖的程度。因为酒精对大脑有神经毒性作用，长期饮酒就可以引起大脑结构和功能的改变，这些改变有些可以逆转，有些则不能逆转。那么，什么是酒精依赖，酒精依赖又是如何引起抑郁障碍的？

（一）酒精依赖

喝酒在社会上是一个很常见的事情，俗话说“小酌怡情、大饮伤身”，喝酒可以促进交流、烘托气氛。但长期、大量饮酒就可能会导致酒精成瘾、酒精依赖。酒精依赖包括精神依赖和身体依赖。精神依赖就是俗称的“心瘾”，指的是喝酒的人对酒精有着强烈的心理渴求，不能控制自己去喝酒，主要表现为喝酒不计后果、不顾别人的劝告，把喝酒当成生活中

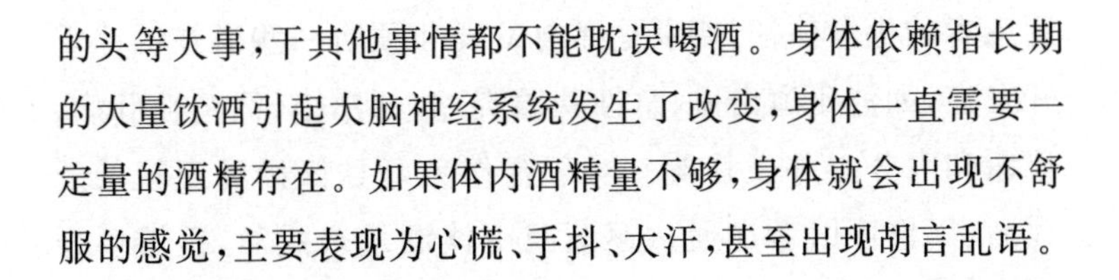
的头等大事，干其他事情都不能耽误喝酒。身体依赖指长期的大量饮酒引起大脑神经系统发生了改变，身体一直需要一定量的酒精存在。如果体内酒精量不够，身体就会出现不舒服的感觉，主要表现为心慌、手抖、大汗，甚至出现胡言乱语。

（二）酒精依赖与抑郁障碍

酒精依赖和抑郁障碍关系密切，两者常常在同一个患者身上出现。有将近30％患抑郁障碍的人可能伴有酒精依赖，而有酒精依赖的人中，大约40％的人可能存在抑郁障碍。对于到底是先有酒精依赖还是先有抑郁障碍，现在还没有确切的答案。可能这两种疾病互为因果，又相互影响。抑郁障碍患者心情不好，寻求酒精的麻痹；而酒精对大脑的损伤引起患者出现不同程度的抑郁情绪。对于这两者共存的原因，可能的解释为：一种疾病引起了另一种疾病的发生，外界的环境因素导致了酒精依赖和抑郁障碍共同发病，遗传因素和外界环境因素共同引起酒精依赖和抑郁障碍两种疾病。

（三）酒精依赖共病抑郁障碍患者的治疗

对于经专科医生确诊的同时存在酒精依赖和抑郁障碍的情况，患者及其家属应该积极配合医生，首先进行戒酒治疗。戒酒治疗一般需要住院进行，这是因为突然停止饮酒会出现颤抖、心慌、出汗等情况，严重者会出现抽搐、精神异常、昏迷甚至死亡等危急状况。住院戒酒，医生会根据患者身体状况、既往饮酒量、酒精依赖及其戒断的严重程度，给予相应药物及对应剂量进行治疗，并随时评估患者的戒断情况，监

测患者的生命体征，特别是提前发现和预防一些潜在的严重并发症，如消化道出血、急性胰腺炎、肺部感染、酒精性肝病、代谢和内分泌并发症等。对于合作良好且依赖程度较低的饮酒者，也可以考虑通过逐渐减少饮酒量来戒酒，但需要详细了解酒精戒断的注意事项及危险性，不能强制戒酒，要循序渐进。

酒精戒断症状缓解之后可以根据具体情况口服抗抑郁药物治疗。但是，酒精依赖合并抑郁障碍的人通常存在治疗不配合的情况，不能规范服药，所以通常需要药物治疗联合社会心理干预治疗。社会心理干预治疗包括对饮酒者的心理行为进行治疗和对家庭社会环境进行干预两个方面。通过干预，达到激发患者配合治疗的意愿、防止戒后再饮和提高患者自信心等目的。

(四)总结

若饮酒超出适量饮酒或一般社交性饮酒的标准，每日饮酒超过3两低度白酒(一般为38度)或3瓶啤酒，连续2年，需警惕存在过度饮酒。引起酒精成瘾的具体剂量及饮酒时间因人而异。当饮酒时间和量达到一定程度，患者无法控制自己的饮酒行为，并出现一系列特征性症状时，即形成酒精依赖。酒精依赖常合并抑郁障碍，这就使得其临床表现更加错综复杂，在出现抑郁症状的同时，更多表现出情绪化、消极的自我评价。此外，更多见嗜睡、自杀意念和暴力行为。酒精依赖多具有家族史，需要请精神科的物质依赖专业医师给予明确诊断及治疗。

三、烟草与抑郁障碍

每个烟民都会注意到香烟盒上的提示语:吸烟有害健康,但是为什么即使有这个警示语,还有很多人会去吸烟呢?因为烟草也是一种成瘾物质,烟草中的尼古丁是其主要精神活性成分,容易产生依赖,导致吸烟成瘾。烟民对此欲罢不能,反复戒烟不成功。吸烟能引起很多种躯体疾病,包括癌症、心血管及脑血管疾病,这些我们都很熟知。吸烟也会损害精神健康,容易导致失眠、情绪问题、抑郁障碍等症状,这些情况很多人就不得而知了。本节我们将重点介绍烟草与抑郁障碍之间的关系及相关的处理方式。

(一)烟草依赖

前面我们介绍了,烟草中导致依赖的主要成分是尼古丁,因此烟草依赖又可以称为尼古丁依赖。尼古丁依赖是吸烟相当长一段时间后产生的,而戒烟后依赖消退的速度相当缓慢。吸烟传递尼古丁的速度比任何其他烟草使用方式都快,因为吸烟者会吸入含有蒸气形式尼古丁的烟雾,所以说吸烟是烟草使用方式中最容易上瘾的一种形式。其他形式的烟草制品,如无烟(咀嚼)烟草,吸收尼古丁的速度会很慢,这种情况产生依赖的风险明显降低,所以也不如香烟那么受欢迎。哪些情况可以说明你已经对尼古丁产生依赖了呢?你可以参照以下这几条:①对抽烟有强烈渴望或冲动感。②明知道抽烟对自己的身体不好,仍然要去抽。③多次尝试

戒烟均以失败告终。④烟草使用量比预期更多。⑤不抽烟会出现烦躁不安、情绪不好、头痛、唾液腺分泌增加、注意力不集中、血压及心率升高等戒断症状。

(二)烟草与抑郁障碍

吸烟对人的情绪、行为和生理都会产生影响,这主要是尼古丁对大脑中神经递质活性的影响造成的。很多吸烟者在情绪不好、烦躁的时候吸烟,会觉得吸烟后自己的心情得到改善。这使其产生一种错误的认知:吸烟能够增强积极情绪,吸烟让人感到愉快。事实真的如此吗?烟草中的尼古丁能够在一定程度上引起心情愉悦,但是它对这些特定情绪的影响其实难以完全确定。研究发现,长期慢性吸烟并没有增强积极情绪,反而会增加抑郁的发生。一项关于吸烟青少年的研究发现,对开始没有抑郁症状的青少年吸烟者进行了一年的跟踪观察,有11.5%的人出现了明显的抑郁症状,女孩比例高于男孩。所以我们可以观察到吸烟是导致抑郁比较重要的原因,吸烟对青少年出现抑郁症状有明显的影响。当尼古丁依赖者开始戒烟时,可能会出现抑郁、易激惹和焦虑等情绪,并且吸烟后上述症状立即缓解,这是因为出现了戒断症状。如果其能坚持戒烟,在经历很长一段时间(3周以上)后,戒断症状会慢慢消失,抑郁和焦虑情绪会得到缓解,生活质量也会得到改善。

很多尼古丁依赖者表述,吸烟后自己的抑郁情绪明显低于吸烟前。虽然吸烟时抑郁情绪立即有所改善,但吸一支烟与下一支烟期间却往往容易出现抑郁情绪,尼古丁依赖者为

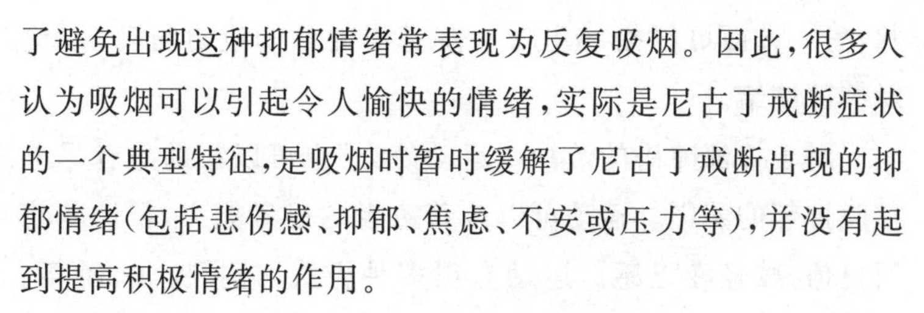

了避免出现这种抑郁情绪常表现为反复吸烟。因此，很多人认为吸烟可以引起令人愉快的情绪，实际是尼古丁戒断症状的一个典型特征，是吸烟时暂时缓解了尼古丁戒断出现的抑郁情绪（包括悲伤感、抑郁、焦虑、不安或压力等），并没有起到提高积极情绪的作用。

很多吸烟者经常通过吸烟来缓解这些抑郁情绪，抑郁情绪的影响是戒烟失败和复吸的主要原因。研究发现，吸烟对抑郁情绪的急性缓解取决于不同的情境和抑郁程度的评定，而不是取决于尼古丁的摄入量。因此，需要教育吸烟者不能将吸烟作为应对抑郁情绪和压力的方式，而应该采取有效的、替代的、健康的策略来应对抑郁情绪，这样做才有助于戒烟。

丘吉尔是二战时期英国首相，领导英国人民赢得了第二次世界大战，是“雅尔塔会议三巨头”之一。丘吉尔是出了名的大烟枪，电影中丘吉尔基本烟不离手，整天嘴里都叼着根雪茄。但很多人并不知道，丘吉尔患有相当严重的抑郁障碍，丘吉尔一生都饱受抑郁障碍的困扰。所以说抑郁障碍和烟草依赖常常相伴而行，互为因果。

（三）烟草依赖共病抑郁障碍的治疗

对于烟草依赖共病抑郁障碍的患者，应该由专业的精神科医生进行抑郁程度的评估，并根据患者的实际情况开具抗抑郁药物。除了药物之外，仍有一些非药物治疗方法，如寻求专业的心理治疗师进行心理治疗，一方面可以帮助患者增强戒烟的信心，并帮助患者处理戒烟过程中出现的戒断症

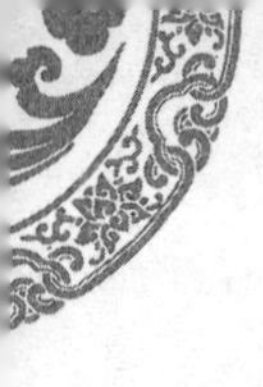

状，另一方面可以指导患者一些基本的认知应对技巧，以应对抑郁情绪。

对于抑郁障碍的治疗，“运动处方”也可以帮助患者尽早摆脱抑郁的阴影。运动可以改善患者的思考能力，帮助其找回自信，减轻疲乏感。运动有很多种方式，包括跑步、跳舞、散步等。建议患者在运动过程中找个健身的伙伴，共同坚持。要选择自己喜欢的运动，分时段进行锻炼。

（四）总结

吸烟和抑郁障碍有很多相关性，戒烟时抑郁、焦虑等负性情绪的持续时间和严重程度有很大的个体差异。当然，这种负性情绪一般出现在戒烟的初始阶段，如果能够坚持下来，症状也会随之减轻并消失。戒烟过程中如果出现复吸，可能导致负性情绪难以消退甚至加重。学会以健康的方式应对负性情绪和压力才可以更轻松地戒烟，更能减少在未来压力加剧时复吸的风险。这个过程可能需要家人的支持，专业医生的指导，还需要树立能成功的信心。

四、毒品与抑郁障碍

目前，新型毒品（又称合成毒品）已经逐渐取代海洛因等老一代的毒品，越来越成为毒品的主流。我们经常听说的新型毒品有冰毒和摇头丸，它们经常使用时尚的包装而具有极强的欺骗性和伪装性。新型毒品危害非常大，常常使吸毒者产生精神障碍，如焦虑抑郁情绪、失控冲动行为，严重影响个

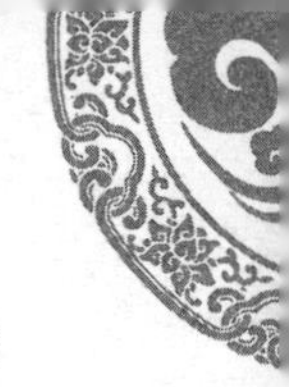

体健康、家庭和谐及社会稳定。

(一)毒品依赖

我们常听说的新型毒品,其实在医学上又叫苯丙胺类兴奋剂,这种物质对大脑有很强烈的兴奋作用。吸毒者吸食后很快出现头脑活跃、精力充沛,并体验到难以言表的快感,即所谓的腾云驾雾感或全身电流传导般的快感,我们称为正性体验。数小时后,使用者会出现相反的情况,如全身乏力、精神压抑、倦怠、沮丧等负性体验。吸毒者为了追求正性体验,会再一次应用兴奋剂。所以正性和负性体验导致使用者陷入反复使用的恶性循环中,这也是形成精神依赖的重要原因之一。一般认为,这类毒品不太容易形成躯体依赖(停用后无明显身体不适应),但是却非常容易形成精神依赖(内心渴求)。

(二)毒品与抑郁障碍

苯丙胺类兴奋剂能使人兴奋,因为它会刺激大脑释放"快乐因子",这是一种我们大脑中的神经递质——多巴胺。多巴胺能让吸毒者产生非常强烈的快感,但是长期使用苯丙胺类兴奋剂会使大脑适应增加的多巴胺的存在,从而减少多巴胺的"快乐接收器"(受体)的数量。

吸毒者摄入毒品量越大,"快乐接收器"的数量就会越少,从而使吸毒者快乐的感觉越来越少。当吸毒者接收器越来越少后,吸毒者对其他能引起快乐的事物也无法感到快乐了。到最后,人们会发现,绝大多数吸毒者都存在抑郁、焦虑

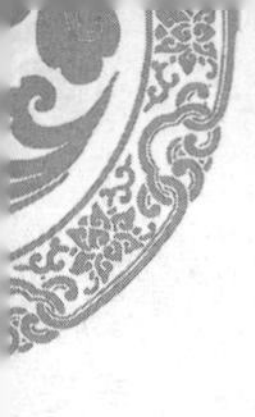

等负性情绪。研究发现，即使停止吸食毒品，抑郁、焦虑情绪也会停留很长一段时间，恢复的时间长短不一，短则数月，长则数年，甚至会反反复复、时轻时重。

（三）吸毒共病抑郁障碍的治疗

和酒精依赖患者一样，吸毒共病抑郁障碍者首先应该在专业人员帮助下进行戒毒治疗。新型毒品较少引起躯体依赖，一般在突然停用时不会导致严重的躯体不适，只需要对症处理即可。在戒毒期间，应该时刻关注患者抑郁焦虑等负性情绪的变化，根据严重程度可以选择合适的抗抑郁药物进行治疗。

除药物治疗以外，心理治疗对于毒品依赖者尤为重要。通过心理治疗改变不良行为的认知方式，可帮助其应对急性或慢性渴求，加强患者的社会技能，强化患者不吸毒行为；也可进行家庭治疗，帮助吸毒者改善家庭环境，促进家庭成员间的感情交流。

对吸毒者而言，首先要有戒毒的信心和决心，养成良好的生活习惯，适当增加户外活动的时间，但不要过于激烈或消耗太大；其次是培养健康的兴趣爱好，多跟亲人、朋友沟通，学会释放情绪。

（四）总结

我们的生活中总有一些潜在的危险，尤其是一些青少年很容易被人诱惑，最终误入歧途，而所有危险中，毒品是最可怕的。吸毒除了会导致很多躯体疾病外，也会增加患

精神疾病的风险，导致吸毒者出现悲观厌世的不良情绪。“珍爱生命，远离毒品”不只是一句口号。为了自身的健康，为了家庭的和睦，远离毒品，抵制毒品，积极生活，才会有更美好的明天。

第四章 失眠与抑郁

一、失眠与抑郁的关系

临床经验及研究结果均表明，抑郁和失眠之间存在非常密切的关系。首先，失眠症状是抑郁障碍的诊断标准之一；其次，在失眠障碍的诊断标准中，其日间功能损害的症状与抑郁障碍有较多相似之处，如精力缺乏、动力不足、情绪不稳等；再者，失眠障碍与抑郁障碍有许多共同的致病或危险因素，如女性、社会经济地位低、敏感性格等。研究发现，大约有 85％的抑郁障碍患者有失眠症状，而失眠障碍患者抑郁障碍的患病率比非失眠障碍患者高 3～4 倍。

如果失眠仅是抑郁障碍的一个症状，那失眠应该会随着抑郁的好转而逐渐消失，然而事实并非如此。研究表明，尽管抑郁障碍患者大多有失眠的症状，然而失眠症状不会随着抑郁障碍的缓解而消失。另外，有研究发现，抑郁障碍中残留的失眠症状是导致抑郁障碍迁延不愈及复发的独立危险因素。既往种种证据提示，失眠和抑郁障碍并非是单一的从

属关系。失眠可以增加抑郁的发病风险,而抑郁也可以预测未来的失眠症状,失眠与抑郁之间存在双向关系。

初步的分析结果发现,失眠障碍和抑郁障碍均具有家族聚集性,但是先证者的失眠障碍不能预测一级亲属的抑郁障碍,先证者的抑郁障碍也不能预测一级亲属的失眠障碍。该结果提示失眠障碍和抑郁障碍之间在遗传学上是独立传递的,不存在共聚合现象,提示失眠障碍和抑郁障碍的遗传学病因可能不同。

总之,可将失眠和抑郁障碍的关系归纳为三点:①失眠可独立于抑郁障碍(或其他精神障碍)和躯体疾病出现。②失眠和抑郁障碍之间存在双向病程关系,即失眠一方面可预测将来抑郁的发生及抑郁可预测将来失眠的发生;另一方面,失眠可影响抑郁障碍的复发和迁延不愈。③失眠和抑郁障碍之间可能存在不同的遗传学基础。

二、抑郁障碍如何影响睡眠

你可能想知道哪一个是第一位的:是抑郁障碍?还是睡眠问题?事实是,两者都可以成为起点。

(1)有失眠问题的人,可能更容易患抑郁障碍,在这种情况下,睡眠不足是抑郁障碍的原因。但在其他情况下,抑郁障碍的情绪和认知异常会导致患者可能有睡眠方面的问题。当抑郁障碍是睡眠紊乱的原因时,它可以直接或间接地发生。例如,抑郁障碍本身会让患者的睡眠变得更加困难。

(2)研究表明,抑郁障碍患者在睡眠中经历快速的眼动

(REM)阶段，REM睡眠阶段是影响记忆、精神焦点和情绪的重要睡眠阶段。因此，由于抑郁而减少快速眼动睡眠，会恶化抑郁的精神症状，如绝望或空虚的感觉，还有身体症状，如疲劳。

(3)抑郁障碍也会导致血清素水平降低，血清素在从唤醒状态切换到睡眠状态这一过程中，扮演着重要的角色。例如，色氨酸(一种氨基酸)可以帮助治疗抑郁障碍和睡眠障碍，这可能是因为它在血清素的产生中起作用。

(4)抑郁障碍患者经常表现出昼夜节律的改变，这也会导致睡眠问题。简单来说，昼夜节律是身体的内部时钟，它指的是身体能够跟踪和经历一天中不同时间的变化。例如，我们的身体在凌晨3点的时候，往往会自然感到更加疲倦；而在上午10点的时候，会更有能量和精力。所以，如果在凌晨3点比上午10点感觉更有活力，且是常态，那这可能是由抑郁引起的与昼夜节律改变相关的睡眠问题。

(5)抑郁障碍也会以更间接的方式影响睡眠模式。当一个人患有抑郁障碍时，很难定期锻炼，获得正确的营养变得更加困难，而这两者都会影响能量水平。

(6)抑郁障碍影响睡眠的其他方式，包括让早上醒来变得更加容易；白天小睡，晚上睡眠更加困难；半夜醒后，无法或很难再次入睡等。

三、与抑郁障碍有关的睡眠问题

与抑郁障碍相关的常见睡眠问题是失眠和嗜睡，也可能存在一些其他方面的睡眠问题。

(一)失眠

如果患者有失眠,可能更容易患上抑郁障碍;反之亦然,抑郁障碍患者可能更容易出现失眠。根据《2020年中国人睡眠质量报告》,近3亿中国人睡眠质量差,67.24%的人出现失眠症状。如果患有抑郁障碍,那么出现失眠问题的概率更高。

(二)嗜睡

嗜睡不如失眠常见,但它仍然与抑郁障碍密切相关。它会在白天导致严重的嗜睡,从而影响患者的日常生活。有关数据显示,嗜睡问题多出现在20岁左右的青少年身上。

(三)阻塞性睡眠呼吸暂停

阻塞性睡眠呼吸暂停是另一种与抑郁障碍相关的睡眠问题,它是一种以睡眠期间上气道闭合反复发作为特征的睡眠问题。出现这种睡眠问题的患者,经常抱怨自己具有大声、破坏性、中断的打鼾,以及不清爽的睡眠和白天过度嗜睡或疲劳。研究表明,如果患有阻塞性睡眠呼吸暂停,那么患抑郁障碍的概率可能会更高。但抑郁障碍患者出现阻塞性睡眠呼吸暂停的可能性要比失眠和嗜睡的概率小得多。

(四)季节性抑郁障碍下的睡眠问题

季节性抑郁障碍也被称为季节性情感障碍,通常在一年中的某些时候爆发抑郁症状。季节性抑郁障碍通常发生在

冬天,因为冬天光照较少。由于阳光量的变化,季节性抑郁障碍会在一年中的某些时候影响患者的昼夜节律,可能导致患者的睡眠产生变化——如果患有季节性抑郁障碍,可能会在冬天睡得更多;或者在夏天由于阳光量的增加,而难以入睡。

四、抑郁失眠对个体的影响

抑郁失眠可损害个体的社会功能。

1.失眠

无论失眠与抑郁孰先孰后,失眠均可影响患者的心境及日常活动。伴有失眠的一般人群中,第二天最常见的症状包括晨间疲劳、日间疲乏、注意受损及心境不良,且大部分人认为上述表现已对自己构成了困扰。对于抑郁患者而言,伴有失眠症状会进一步造成工作能力下降及社会功能损害。

2.躯体疾病

失眠可升高一系列躯体疾病的发病风险,包括心脏病、呼吸问题、高血压及慢性疼痛等。另外,睡眠问题、抑郁均可预测疼痛及疼痛综合征的发生。失眠越多,罹患慢性广泛性疼痛的风险越高。

3.系统功能紊乱

抑郁及失眠均与炎症系统功能紊乱相关。证据显示,抑郁障碍的发病与炎症相关,后者可能源于应激、肥胖及其他因素。相比于非抑郁个体,早年经历生活应激的抑郁障碍患者对实验室环境下的社会心理应激源所产生的炎症反应更

强。睡眠剥夺同样对炎症应答具有负面效应。例如,失眠患者C反应蛋白水平显著升高,提示全身性炎症水平较高,而睡眠效能较高的患者白介素-6水平较低。换言之,好的睡眠或有助于降低体内炎症水平。

4.神经内分泌紊乱

研究显示,抑郁障碍患者褪黑素释放存在延迟,峰值下降,分泌较健康对照减少。理论上,日落时褪黑素释放增加,提示大脑为睡眠做好准备,上述紊乱可能与抑郁患者的睡眠问题相关。

五、抑郁患者失眠的危害

对于抑郁障碍患者而言,失眠与诸多负性转归相关,包括复发、迁延不愈及转归不良。在一项前瞻性研究中,存在失眠的抑郁患者的复发风险为基线无失眠者的39.8倍;若随访期间解决睡眠问题,这一数字则降至1.6。睡眠紊乱可导致60岁及以上个体抑郁复发的风险升高5倍,自杀风险显著升高是抑郁患者失眠的另一严重后果。

尽管如此,抑郁患者伴发失眠的识别及治疗仍不足,超过90%的患者存在至少一种残留症状,而最常见的残留症状正是睡眠紊乱(72%)。而且,残留症状可升高抑郁患者的复发风险,这也强调了改善此类症状的必要性。

六、当患有抑郁障碍时,如何获得更好的睡眠

抑郁障碍会给患者带来很多的负面影响,导致睡眠模式

发生变化。该如何应对这些影响呢？有很多方法可以解决这个问题。

(一)保持常规的睡眠规律

建立良好的睡眠习惯，有助于减轻因不规则睡眠而引起或恶化抑郁症状。不知道该怎么建立良好的睡眠习惯？这里有一些建议：选择一个合适的就寝时间(尽量在晚上 10:30 以前)，并尽可能坚持下去；喝一杯凉茶(也可以选择喝一杯热牛奶)；练习 5 分钟的自我催眠、冥想、呼吸练习或身体扫描；睡前播放一些安静疗愈的音乐，这有助于更快地切换到睡眠模式。

(二)远离电子设备

研究表明，来自手机、平板电脑和电视的电子屏幕的蓝光会刺激我们的大脑，让我们脑部神经变得活跃、兴奋，减少睡意，延缓入睡时间。另外，电子屏幕的蓝光可以抑制人体内褪黑素的产生，褪黑素是支持健康睡眠的重要化学物质。

(三)运动和锻炼

抑郁障碍往往会让患者外出或去健身房变得更加困难。但是，如果你想获得锻炼的一些好处，如更好的睡眠，它并不总是需要进行高强度跑步或在健身房锻炼一个小时。其实，最好的锻炼，是当下可以做的、能够进行的运动，不论是哪种，哪怕是 10 分钟的慢走，在附近散步 30 分钟也是一个很好的选择。

(四)其他

播放最喜欢的音乐,让身体自然运动;在家中或者当下的场景中,做一些力所能及的事情,只要能够让自己动起来就好;去喜欢的地方,如公园或咖啡店等。

七、抑郁伴失眠的治疗

首先,成功治疗失眠有助于改善抑郁患者的总体转归。例如,一项研究所纳入的86名慢性失眠患者中,2/3患有抑郁障碍;研究终点时失眠较前改善的患者中,有70%个体的抑郁症状也较前改善,而失眠未改善的患者中无一人抑郁改善。上述发现提示,失眠应作为治疗抑郁时的一个主要症状,若未给予充分干预,则可能影响抗抑郁治疗的效果。其次,合适的药物不仅可以治疗心境症状,也可改善睡眠。在一项针对79名住院抑郁障碍患者的研究中,治疗2周后的患者失眠症状均有所改善;治疗4周后,抑郁改善者的失眠也较前改善,但抑郁未充分缓解的患者仍持续存在睡眠问题。除抗抑郁药外,必要的联合治疗也有助于改善抑郁患者的失眠。

无论如何,临床医师必须评估及监测所有抑郁患者的睡眠情况。针对失眠的治疗应包括睡眠健康教育、心理治疗(如认知行为治疗)、有助于睡眠的抗抑郁药或联用助眠药物。

第五章　抑郁障碍与严重精神障碍

根据《中华人民共和国精神卫生法》定义，严重精神障碍是指疾病症状严重，导致患者社会适应等功能严重损害，不能完整认识自身健康状况或者客观现实，或者不能处理自身事务的精神障碍。严重精神障碍主要包括精神分裂症、分裂情感性障碍、偏执性精神病、双相（情感）障碍、癫痫所致精神障碍、精神发育迟滞伴发精神障碍六种精神障碍。这些严重精神障碍共同的特点就是精神症状更严重复杂，多会出现幻觉、妄想等严重的精神症状，患者往往意识不到自己是病人，常常影响到患者的工作、生活、学习和正常的人际关系。初期表现为性格改变、情感紊乱、行为异常、敏感多疑、睡眠障碍等症状；疾病发展期常出现感觉障碍、知觉障碍、思维障碍、注意障碍、记忆障碍、情感障碍、意志行为障碍和自知力缺失等。

一般情况下，将抑郁障碍与严重精神障碍相区别并不困难。但伴有精神病性症状的抑郁障碍患者，常常出现关系妄想、被害妄想（患者觉得自己不安全，有人要害自己）、自责自罪妄想（觉得自己犯了大错，警察要来抓自己）、虚无妄想（觉得自己的内脏、消化道、胃肠道都没有了）;并同时伴有幻觉体验,如一位抑郁障碍患者曾表述,“有另一个自己,在脑子里告诉她‘医生说的都是假话,不要听他的,去死吧,死了就解脱了’,医生我今天还不想死”。这是典型的命令性幻听,常常出现在重度抑郁障碍患者身上,而且对于患者而言是非常危险的,哪怕一次服从幻听的命令,可能就是人生的终结。部分抑郁障碍患者行为怪异,加之思维形式障碍、情感症状不典型,容易导致两个疾病鉴别诊断出现困难,延误正确的治疗。但实质上严重精神障碍和抑郁障碍是两类性质不同的疾病,治疗转归和预后有明显的不同。那么如何区分抑郁障碍和严重精神障碍？下面就以严重精神障碍的代表——精神分裂症和抑郁障碍的区别为例为大家做详细的介绍。

一、病因的区别

（一）精神分裂症

目前,精神分裂症具体的病因未明,近百年来的研究结果也仅发现一些可能的致病因素。

1.遗传学因素

大样本人群遗传流行病学调查显示,患者亲属中的患病率高于一般人群数倍,血缘关系越近,患病率越高。分子遗传学研究提示了与精神分裂症有关的易感基因位。目前,研究者普遍认为,精神分裂症可能是多基因遗传,发病是由若干基因的叠加作用所致。

2.社会心理学因素

不良的生活事件、经济状况、病前性格等社会心理学因素在精神分裂症发病中可能起到了诱发和促进作用。目前较公认的观点是,易感素质和外部不良因素通过内在生物学因素共同作用而导致疾病的发生。

3.神经生物学因素

(1)神经生化研究显示,患者存在多种神经递质功能异常,主要涉及多巴胺、5-羟色胺、谷氨酸。①中枢多巴胺水平增高,功能亢进,传统抗精神病药均为中枢神经系统多巴胺受体的阻滞剂。②中枢5-羟色胺水平异常,新型抗精神病药除了对多巴胺受体有拮抗作用外,还对5-羟色胺受体有拮抗作用。③中枢谷氨酸水平低下,功能不足。

(2)神经解剖和神经影像学研究显示,患者颞叶、额叶及边缘系统存在脑组织萎缩、脑室扩大和沟回增宽。

(3)母孕期病毒感染、围产期并发症、幼年的不良应激和躯体疾病均与神经系统发育缺陷有关,在精神分裂症发病中有一定影响。

(二)抑郁障碍

抑郁障碍的发病原因很多,但主要有以下几点:

1.遗传因素

与许多其他疾病一样,抑郁障碍往往在家族中集中出现。若父母中有一人患抑郁障碍,则孩子患该病的机会增加10%~13%;在完全相同的孪生子中,这个数值还要大。如果孪生子中有一人患抑郁障碍,那么另一个人在一生中患抑郁障

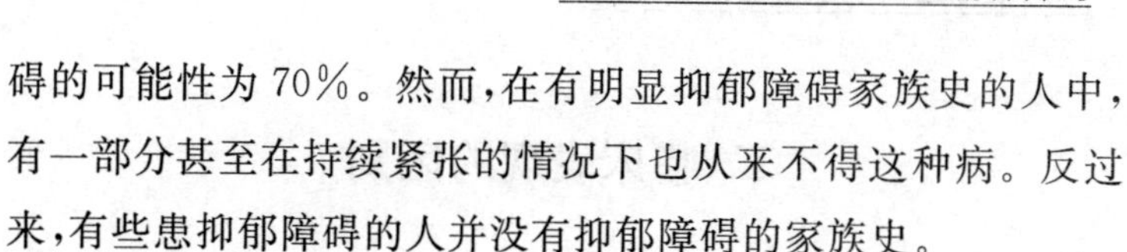

碍的可能性为70%。然而，在有明显抑郁障碍家族史的人中，有一部分甚至在持续紧张的情况下也从来不得这种病。反过来，有些患抑郁障碍的人并没有抑郁障碍的家族史。

2.社会与环境因素

一些研究提示，不良生活事件，如离婚、重病或屡遭不幸可导致抑郁障碍。日常压力对我们的身体也有看不见的不良影响，事实上可以促成更大范围的疾病，包括心脏病、感冒和抑郁障碍。对于容易患抑郁障碍的人，如果持续处于暴力、忽视、虐待或贫穷之中，那么更可能会患上这种病。

3.生物化学因素

一个人患有抑郁障碍时，大脑中往往有某些被称为神经递质的化学物质出现减少。人们认为，如果5-羟色胺和去甲肾上腺素这两种神经递质之间不平衡，就可以导致抑郁障碍或焦虑症。5-羟色胺和去甲肾上腺素减少常常导致情绪低落、动力下降以及食欲和性欲改变。

4.躯体疾病因素

许多躯体疾病和状况，如脑卒中、心脏病发作、慢性疼痛、糖尿病、激素紊乱和晚期疾病，往往可以导致抑郁障碍。如果你或者你认识的人患有躯体疾病，而且有淡漠症状或者无法解决自己的基本生理需要，应该及时就医。这些症状可能是对躯体疾病的情绪反应或主观反应，也可能是这个人合并有抑郁障碍。

5.人格因素

悲观、自信心低、有不良的思维模式、过分烦恼或者感觉几乎无法控制生活事件的人较容易发生抑郁障碍。

二、临床表现的区别

(一)精神分裂症

有很多人因为对精神分裂症不了解,不知道精神分裂症的症状表现,以至于错过了治疗的最佳时机,导致病情加重,危及正常工作生活,给家庭和社会造成了巨大的经济损失。

了解精神分裂症的症状是很有必要的,熟知疾病知识可有效预防疾病的发生。

第一是行为的异常,日常行为渐渐变得秘密、古怪,做的一些事让人难以明白,喜欢独处、经常追赶异性,不知耻辱,发愣发呆、自语自笑、蒙头大睡、迷糊懒惰、外出浪荡、夜不归家等。

第二是情感的改变,感情变得淡漠、没有了以往的热忱,对亲人不关心、缺乏应有的亲情,对朋友冷淡,对周围的事变得不感兴趣,或因一点小事而发脾气,稀里糊涂地悲伤落泪或惊喜等。

第三是睡眠的改变,渐渐或忽然变得难以入眠,易惊醒或就寝不深,整夜做噩梦,或就寝过量。

第四是反应迟钝多疑,对什么事都没有了以往的灵敏性,并把四周的一些泛泛之事和他联系起来,以为是针对他的。如他人在交谈,以为是在议论他;他人偶尔看他一眼,以为是不怀好意。有的人甚至认为广播、电视、报纸都和他有关,鉴貌辨色,细致观察他人的一举一动。

第五是语言的异常，与人交谈时，经常前言不搭后语，说半天别人也不知道他要表达什么意思；或是说着说着就突然中断了，不知道该说什么了。

（二）抑郁障碍

抑郁障碍临床表现为抑郁发作，以患者可体验到与处境不相称的情绪低落、思维迟缓、意志活动减退等“三低”症状为主要临床表现。目前认为，抑郁障碍的核心症状包括情绪低落、兴趣缺乏、快感缺失和易疲乏，可伴有多种躯体不适症状，如食欲减退、睡眠障碍、自杀观念和行为等。

病情变化呈昼重夜轻特点，发作应至少持续 2 周，并且有不同程度的社会功能损害，给本人造成痛苦或不良后果。抑郁可一生仅发作一次，也可反复发作。

(1)兴趣下降或缺乏。患者表现为对日常生活中的部分活动，或大部分活动，甚至几乎全部活动的兴趣下降或丧失。

(2)“三无”症状，即无望、无助和无价值。所谓无望是指患者对自己的现在和未来都感到没有信心、失望甚至是绝望；无助是指患者感到自己孤立无援，尽管周围的人都在给予关心和帮助；无价值是指患者感到自己的存在无论对自己、对家庭还是对社会都没有任何价值。

(3)“三自”症状，即自责、自罪和自杀。自责是指患者过分地责备自己，埋怨自己，夸大自己的错误和缺点；自罪是指患者毫无根据地认定自己有罪，甚至是罪大恶极，应该受到相应的惩罚，由此患者可以出现自虐、自伤行为（如不吃饭或

少吃饭,甚至自己伤害自己);自杀是指患者主动采取的以结束自己生命为目的的行动,其最终结果是导致当事人的死亡。抑郁患者可以表现出自杀观念、自杀企图、自杀未遂和自杀成功等不同形式。

(4)认知障碍。许多患者可出现思维迟缓,感到脑子反应慢,开动不起来,表现为声音低沉,语速缓慢以及应答反应时间延长。注意力不集中,感到记忆力下降。各种认知障碍症状的出现和情绪低落紧密相连。

(5)精神运动性抑制或激越。抑制患者可出现少语或不语,行动迟缓;严重者可出现木僵。患者不吃不喝,呼之不应,推之不动,肌张力增高,大小便潴留等。激越患者表现为紧张,烦躁不安,难以控制自己,甚至出现攻击行为。

(6)焦虑。病理性的焦虑是指在没有相应客观刺激的情况下,患者出现内心体验的不安和不安全感,同时伴有自主神经功能紊乱的各种表现和运动性不安。抑郁障碍患者出现焦虑症状相当普遍,并成为有些患者采取自伤、自虐、自杀的又一个重要原因。

(7)躯体症状。许多抑郁障碍患者出现各种各样的躯体症状,但实验室检查不能查见相应病变,或其躯体症状不能用相应的实验室检查结果来解释。最常见的躯体症状是消化系统的各种症状和疼痛症状。多数患者表现为食欲下降或缺乏、性欲下降、体重下降。有的患者甚至可以躯体症状为主要表现,抑郁情绪反而不突出,这种情况往往造成诊断的困难。

(8)睡眠障碍。患者可表现为失眠(入睡困难、睡眠中觉

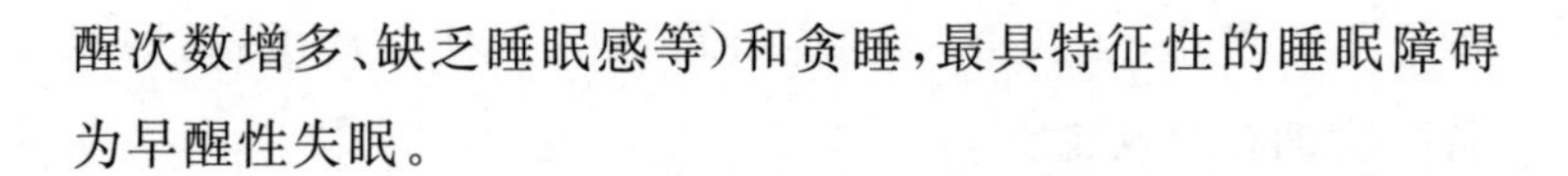

醒次数增多、缺乏睡眠感等)和贪睡,最具特征性的睡眠障碍为早醒性失眠。

三、病程进展及预后的区别

(一)精神分裂症

精神分裂症在初次发病缓解后可有不同的病程变化。大约1/3的患者可获临床痊愈,即不再存有精神病理症状。但即使在这些“康复者”中,由于精神分裂症深刻地影响了患者的正常生活和体验,患者在病愈后也会发现自我感受与过去有所改变。

另一些患者可呈发作性病程,其发作期与间歇期长短不一,复发的次数也不尽相同,复发与社会心理因素有关。与抑郁和躁狂发作有完全缓解不同,精神分裂症的发作与中止无突然的转变与明显的界限。

一些患者在反复发作后可出现人格改变、社会功能下降,临床上呈现为不同程度的残疾状态。残疾状态较轻时,患者尚保留一定的社会适应能力和工作能力。

另有一小部分患者病程为渐进性发展,或每次发作都造成人格的进一步衰退和瓦解。病情的不断加重最终导致患者长期住院或反复入院治疗。

总体上讲,在第一次发作的精神分裂症患者中,有75%可以达到临床痊愈,约20%可保持终生健康。因此,精神分裂症的预后并不像人们所想像的那样悲观。由于现代治疗

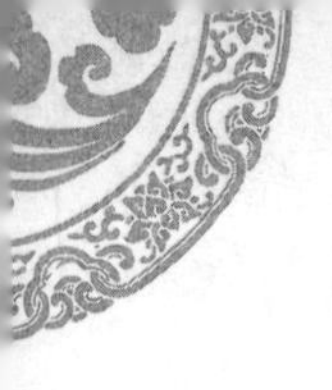

学的不断进步，大约60%的患者可以达到社会性缓解，即具备一定的社会功能。

对于某一具体患者，在患病初期确定预后比较困难。有利于预后的一些因素包括起病年龄较晚，急性起病，明显的情感症状，人格正常，病前社交与适应能力良好，病情发作与心因关系密切。通常女性的预后要好于男性。

（二）抑郁障碍

抑郁障碍大多数表现为急性或亚急性起病，好发于秋冬季节，每次发作平均病程为6～8个月。

单次抑郁障碍发作的结局通常较好，假如治疗恰当，绝大多数患者可完全缓解。一般认为发作次数越多，病情越严重。抑郁障碍的病程和结局取决于多个因素，包括遗传因素、个性缺陷，家庭、朋友和所处的社会环境中其他人的支持、帮助等。

有研究发现，抑郁障碍是有复发倾向的。患者发病后一年内可能复发；治愈后仍有可能再发；有过两次抑郁发作的患者，今后再次发作的可能性会增大。绝大多数的复发发生在缓解的2年内。多个研究提示，过去发作的次数越多，复发的风险越高。残留症状、持续睡眠紊乱及存在神经内分泌的异常也可能预示疾病的复发。酒精中毒和药物滥用也会增加复发的危险性。抗抑郁药物维持治疗可有效地预防抑郁障碍复发。

四、治疗的区别

(一)精神分裂症

1.治疗方法

(1)精神分裂症首选药物控制。病情确诊后就需要对症治疗,要根据病情在医生的指导下合理用药;服药后病情一旦减轻,也不能擅自停药减药,否则很容易导致病情的复发。

(2)心理干预也是常用的治疗手段。医生根据患者个人的病情、应对能力及个人意愿,采用支持性心理治疗技术,对患者进行心理治疗干预,以减少复发,减少社会应激,增进社会及职业功能。

(3)家人的帮助及支持。家庭干预的一条指导性原则就是家属应该尽最大的可能去参与,并且投入到患者的心理治疗当中。通过对家属的教育、指导以及大力的支持可以使患者更好痊愈。

2.治疗阶段分期

(1)急性期治疗:急性治疗应从小剂量的药物开始,逐渐加大剂量至有效治疗量,一般来说在用药治疗的前 2 周达到有效剂量,6～8 周才能达到控制病情的效果。本期的治疗目标是尽力减轻和缓解急性病症,重建和恢复患者的社会功能。

(2)稳定期治疗:即维持治疗,药物维持治疗的目的为预防复发,改善患者的生活质量,减轻或减少不良反应。

(3)恢复期治疗:也称为稳固治疗。本期继续行急性期治疗的有效剂量,稳固治疗一般要3～6个月。恢复期治疗的目的是减少对患者的应激,降低复发可能性和增强患者适应社会生活的能力。

(二)抑郁障碍

目前的治疗以心理治疗为主,还有躯体治疗、电休克治疗及药物治疗。对于中度以下的抑郁发作,有可能通过心理治疗解决。抑郁障碍的发展有一个过程,通常开始治疗以后,经过6～12周,患者会逐渐缓解。4～9个月后,患者可以进行巩固期的治疗,然后进入维持期的治疗。

除了药物治疗外,下列方法在治疗抑郁障碍中结合使用会起到很好的作用。

1.阳光疗法

阳光是治疗抑郁障碍的良方。"阳光疗法"最适合治疗季节性抑郁障碍。许多人的病态在季节转换时有所发展,表现为低落消沉、无精打采、工作效率下降。这些症状在阳光照耀下会渐渐消失。

2.体育疗法

锻炼是抑郁障碍较好的物理治疗方法。大量研究显示,体育锻炼尤其是有氧运动,有助于消除轻微抑郁障碍。例如,76岁的王大爷每天都坚持同比他年龄小一半或更小的人打篮球。他说:"如果我一星期不运动五次的话,我就开始对生活变得厌烦。我从锻炼中得到的毅力使我对生活充满了乐观情绪。"这是常见的抑郁障碍治疗方法之一。

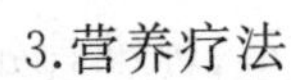

3.营养疗法

有研究认为,食物中所含的维生素和氨基酸对于人的精神健康具有重要影响。有专家认为,内向敏感的人如果缺乏某种单一营养物质也能引起抑郁障碍,所以建议人们多吃维生素 B 含量丰富的食物,如粗粮、鱼等。建议让抑郁障碍患者服用一定剂量的复合维生素 B,这些都是人们容易缺乏的维生素。

4.心理疗法

对抑郁障碍的患者,最好报喜不报忧,比较严重的可以请心理医生进行治疗。

5.物理疗法

物理治疗方法以改良电抽搐治疗(MECT)、重复经颅磁刺激(rTMS)等较为常见,尤其是 MECT 治疗可有效地缓解重性抑郁患者的症状,降低自杀死亡率。物理治疗均需要注意适应证。

五、预防的区别

(一)精神分裂症的预防

精神卫生工作者提出了三级预防的概念:一级预防是指从病因和发病机制方面采取措施,预防疾病的发生。二级预防指早期发现,早期诊断和早期治疗。三级预防指预防复发和防止残疾。精神分裂症的发病原因及发病机制迄今尚未充分阐明,所以一级预防难以实施。在二级预防方面,国内

外研究者做了大量的工作,如诊断标准的统一、标准评定量表的使用、对疾病进行早期的心理社会干预,使二级预防工作进展较快。三级预防主要指康复,指利用尽可能取得的条件和时机采取综合的手段,使患者达到最大限度的功能恢复。精神分裂症患者复发率高,及时采取有效措施,尽量让患者不复发或少复发,是重要的防治措施,可以从以下几方面入手:

(1)精神分裂症患者经住院治疗使大部分精神症状消失后,自知力部分恢复,通过心理治疗,帮助患者认识自己的精神症状变化的情况,鼓励患者树立战胜疾病的信心,教会患者一些防治疾病复发的方法。

(2)对患者家属进行健康教育,使患者得到医疗性监护的保证及心理上的支持。

(3)建立定期门诊随访制度,指导患者服用适量的维持治疗药物,通过药物治疗预防复发。研究表明,维持服药治疗可以有效降低复发率。

(4)提高全社会的心理卫生知识水平,可以从社区开始进行精神卫生知识的宣教工作,在有条件的社区建立日间工疗站,为精神分裂症患者营造良好的社会环境,帮助他们重返社会。

(二)抑郁障碍的预防

1.保持良好心情

在日常生活中,我们要学会保持良好的心情,如要乐观、积极、向上地看待生活中遇到的问题,凡事应该多看有利的一面，经常给自己一个微笑、给他人一个微笑，在微笑中获取愉快的心情。每天晚上睡觉前，肯定自己一天的进步和成绩；每天早上起床时，为自己加油打气。平常可以将快乐的事情记录下来，还可以经常参加社交活动、志愿者活动等，这样可以保持对生活的新鲜感，同时也能够经常回忆快乐的事情，对保持良好的心情具有重要的意义。

2.学会倾诉和发泄

在生活中，我们难免会遇到不愉快、不如意的事情，这时如果不能自我调节，我们就应该学会倾诉、学会发泄。比如可以选择与家人、朋友倾诉心中的愤怒、不悦、委屈，让心中的不良情绪随着倾诉而消失。我们还可以选择适合自己的方式发泄情绪，如可以通过有氧运动、逛街、唱歌、爬山等活动来放松身心。

3.养成良好的生活习惯

重视自己的生活方式，反思自己是否存在不良生活习惯，进而从各个方面做出改变，帮助自己养成良好的生活习惯。比如在日常生活方面，要做到早睡早起、均衡饮食、保持户外运动等，对于酗酒、吸毒、滥用药等不良生活方式，应该严格杜绝。平常还可以适时制订计划，目的在于让自己的生活充实、有方向、有进步，在前进、奋斗过程中，也可以帮助自己积累自信，预防抑郁障碍的发生。

第六章　抑郁障碍的危害

抑郁障碍是当今危害人们健康的第一杀手，虽然抑郁障碍对身体的伤害不如癌症明显，但是它对个人以及社会的潜在危害却比癌症大得多。由于在日常生活中人们对抑郁障碍的认识不足，所以很少有人知道抑郁障碍究竟有多大危害，下面我们就来一起看看抑郁障碍有哪些危害。

一、影响患者的日常生活

在日常生活中，我们几乎都会有情绪低落的时候，如事业不顺利，考试成绩不理想，被心仪已久的对象拒绝等，那么大概率会出现食欲缺乏、难以入睡的现象，或者走向另一个极端——暴饮暴食、整日嗜睡。而大部分抑郁障碍患者都会有顽固性睡眠障碍，表现为失眠、入睡困难、早醒、睡眠质量差和睡眠节律紊乱等。这种睡眠障碍往往会给患者的情绪带来很大的干扰，就像进入了一个恶性循环，睡不好—不高兴—睡不好，反反复复。当我们遇到负性生活事件时，总会消极、低迷一段时间，而抑郁患者则会体验到更为痛苦、恶劣的心境，消极悲观、自卑自责，感到任何事情都困难重重，对前途悲观绝望。若这种悲观情绪持续很久，会影响正常的工作和生活。有时可能没有明显外部刺激，难以确定影响情绪的因素，使得抑郁障碍患者总处在悲观厌世之中。此外，抑郁和焦虑总是伴随而来，以更年期抑郁障碍为代表，这类抑郁障碍患者不仅心情抑郁，同时还会出现莫名其妙的精神紧张、惊恐不宁的焦虑情绪。一些很平常的事情，在抑郁障碍患者的眼中就会变得不寻常，一直在受折磨的心态下生存着。这种状况好像是戴上有色眼镜看待一切，而且主观性明显。他们的心绪被悲观意识所代替，内心的反复斗争消耗着生命的激情；一边责怪自己，一边责怪着外围世界；容易将问题放大，不断追问、剖析，结果越陷越深，不能自拔。抑郁障碍最可怕的症状表现是情感的丧失，当病程发展到一定程度，患者会变得麻木、呆滞。抑郁障碍的一个基本的表现，就是患者不再能体验情感和生活的美丽。世界上的一切，喜怒哀乐、爱恨情仇，都与他无关。他不但丧失了快乐、希望，最后还丧失了爱的能力、审美的能力。这个时候，人就成了一具躯壳，成了行尸走肉。

二、开始诱发躯体疾病

抑郁是全年无休的，患者就像是深陷在过膝泥潭里，只要一停止挣扎，就会被淹没。压迫感是大多数抑郁障碍患者表达感受用的词，当然并不是所有的压迫感都是抑郁障碍，比如说“deadline”（截止日期）。很不幸的是，当长期处于情

绪的黑洞中时，人的躯体也会开始脱节，常见的征兆为头痛、头晕、胸闷、食欲减退、体重下降、性欲减退、便秘、阳痿、闭经、乏力、免疫力下降等。不同的抑郁障碍患者会有不同的躯体症状；同一个患者在不同的时期也会出现不同的症状。而抑郁障碍患者由于长期陷于身心的泥潭中，往往会呈现出憔悴苍老、目光迟滞，这些症状又会加重患者的精神痛苦，进而使得抑郁症状加重。患者在心理上饱受痛苦和折磨，工作状况也受到一定影响，工作的出错率也大大增加，糟糕的一天又一天，好像永无止境……有研究发现，抑郁障碍患者患心脏病的危险性增加 2 倍，患脑卒中的概率增加 3 倍。一项历经 40 年的研究发现，由抑郁障碍导致功能失调而引起的死亡率，同癌症、糖尿病和心脏病患者的死亡率一样高。

三、逐渐失去社会功能

患抑郁障碍后，通常表现为思维困难，睡眠障碍，食欲下降，脑力劳动效率明显下降，很难胜任日常工作，还会使人体免疫功能下降，使社会工作和生理能力下降。跟抑郁障碍患者在一起生活是很痛苦的事，抑郁障碍患者不仅折磨自己，也会影响周围人的生活质量。一方面，病情严重的抑郁障碍患者往往思维联想缓慢，并且语速慢，语音低，语量少，应答迟钝，这使患者的人际交往困难重重。另一方面，重度抑郁障碍使患者行动缓慢，甚至卧床不动，呈现抑郁性木僵状态，几乎完全剥夺了患者的自理能力。它能将一个原本充满精力的正常人变得整天无精打采，严重者还会出现呆若木鸡的状态，思维反应迟缓，平素衣着整洁的人也变得不修边幅。抑郁障碍可显著影响个体心身健康。由于受抑郁情绪的影响，患者总是感到高兴不起来，以前的兴趣爱好不再有任何吸引力甚至对什么都不感兴趣。而有的患者认为生活已毫无价值，自己的存在只是给别人带来麻烦，给家庭带来负担。患者还可出现无精打采、疲乏无力、不愿见人、思考问题吃力、动作迟缓、注意力和记忆力下降、失眠、性欲减退、食欲下降、体重减轻、悲观厌世，人际关系疏远，娱乐活动减少，总体生活满意度不理想，持续发展后会丧失自信、社会退缩、人际交往困难，患者自我报告生活质量很差。长时间的抑郁情绪会导致思维困难，脑力劳动的效率明显下降，头晕，记忆力下降，这是抑郁障碍的危害之一。

四、给家庭带来沉重的负担

根据中科院的调查显示，2020 年我国青少年抑郁检出率为 24.6%。在密不透风的学习环境里，当成绩成了衡量孩子唯一的指标时，很难有其他的价值感和体验感。那些不能证明自己优秀的孩子，若内在的焦虑又没有一个出口，就只能不断向内自我攻击，最后压抑成伤。原本有无限可能的孩子，有一天突然变得焦躁、厌学、悲观、绝望、厌世……抑郁障碍患者不仅给自己带来严重的危害，同时还会给家庭带来很大的心理及精神上的负担，一人抑郁，全家不安，家庭生活质量受到严重影响。抑郁障碍初期，尤其是以躯体症状为表现的抑郁障碍患者，不停地就诊于各地综合医院的不同科室；

还有不规范抗抑郁治疗、不规律的用药以及并发的其他躯体不适，都可能导致患者去做大量的实验室检查，造成医疗费用升高，医疗资源浪费，职业能力及躯体活动受到影响和社会适应不良，家庭负性事件增加。

五、增加自杀风险

抑郁障碍并不会因为人的优秀而绕路，“你尽可能把他消灭掉，可就是打不败他”这句话像是对作家海明威一生的写照，抑郁就像一张挣脱不了的网，将这位文学巨匠紧紧缠绕。同样被抑郁困扰的还有“看到海棠花未眠”的川端康成、香港影视巨星张国荣、后印象主义先驱梵高、曾经的英国首相丘吉尔等。抑郁对生命安全造成了极大的危害，是自杀和尝试自杀的主要驱动因素。抑郁障碍患者的自残率、自杀率都非常高，抑郁障碍甚至已经是世界上对人类健康危害最大的疾病，而且是造成残疾和疾病负担最严重的疾病。抑郁障碍患者自杀动机比较强烈，其自杀行为比较隐蔽，很难防范。而且患者可能看上去极其正常，因而不被周围人理解。“多运动，去旅游，你会感觉好很多”“我上周也发生了一件无比糟糕的事情，但我并没有让它毁掉我的生活”，这类的话对他们不起作用。作为正常人你会拥有这样的能力，但对于抑郁障碍患者来说，是很难做到的，他们可能早已尝试过任何能想到的方法，依然无法治愈，所以才拼命挣扎，甚至自伤自杀。有的患者还会出现“扩大性自杀”，导致极其严重的后果。因此，抑郁障碍患者自杀问题是一个需要重点关注的社会问题，它绝不是一种可治可不治的“良性”疾病，积极的干预、治疗是非常必要的。

有人曾这样描述自己得了抑郁障碍的感受：“桌上有一杯水，我好渴，但却伸不出手。别人以为我懒，是啊，我有意志，也有力气。但我病了，这是种意志控制不了力气的病。我整个生命因此失去了活力。”是的，抑郁障碍并不是身体上的病痛，而是活力的丧失，而这远比身体上的病痛来得更加可怕。它会摧毁一个人的情绪控制系统，一点点小事就能让你难过到无以复加，甚至自杀。人们对抑郁障碍的认识仍存在误区，可以理解腿骨折了走不了路，感冒了会打喷嚏，手受伤了会流血，却不能理解为什么抑郁障碍的人会自杀。请不要对抑郁障碍患者的痛苦视而不见，不要直接否定他们的痛苦，真诚地给予他们共情、爱和温暖。

第七章　抑郁障碍的早期识别与预防

一、抑郁障碍的早期识别

很多人有这样的体验，在日常生活中，情绪并不是一成不变的，而是经常会出现起伏波动。有些时候情绪特别好，乐观向上，早晨起来感觉神清气爽，感觉周围的世界充满了光彩，对周围的人和事充满了热情，学习工作动力十足；有些时候情绪特别低落，心情沮丧，郁郁寡欢，对周围的人和事甚至对周围的世界，都觉得充满了灰暗与失望。不过，这两种情况都为时短暂，平时情绪状态多在平稳的基线上随着生活中情境的变化略有起伏。在实际工作中经常会遇上这样情况，患者自己到医院就诊，就诊的理由是：我来看看自己是不是抑郁了。那么，什么样的情况属于抑郁？抑郁的早期症状有哪些呢？怎么样才能早期识别抑郁症状？首先要看睡眠习惯、饮食习惯、生活习惯等是否发生了变化。

（一）睡眠障碍

失眠是抑郁障碍最常见的前驱症状（35.1%）。有的患者表现为入睡困难，躺在床上辗转反侧，难以入眠，脑子里不停地思考过去发生的事情，多为不好的、不开心的事情，可以是以往谁对自己不好，至今想起来还心情郁闷，也可以是以往自己做过的事情，假如自己不这样做，就不会发生这样不好的结果了，等等。有的患者则表现为睡眠维持困难，睡眠不踏实，睡眠中频繁觉醒，醒后思虑多，难以再入睡；有的表现为多梦，睡眠质量差；有的则为无睡眠感，家人观察患者一夜睡眠良好，但患者感到自己一夜未眠，且次日醒后仍觉得精力不足、疲乏无力、萎靡不振。早醒最具有特征性，抑郁障碍的患者一般会比平时早醒2～3小时，醒后再难入睡，开始考虑生活中的各种困难，回顾过去，一事无成，想到将来，感到前途无望。还有一部分患者既不失眠，也不早醒，而是表现为睡眠增加或过度的睡眠，但是有一点与失眠是相同的，醒后精神萎靡不振，仍觉得精力不足、躯体疲乏。

（二）进食障碍

多数抑郁障碍患者食欲下降，不思进食，食欲下降的发生率约为70%。轻者没有胃口、食不知味，常说不饿、饿了也不想吃、吃了也不香等；严重者完全丧失进食的欲望，对自己既往喜欢的食物也不感兴趣，甚至不愿提及吃饭，一提吃饭就感觉恶心；有的人进食量不一定减少，为了身体生理需求而强迫自己正常进食，但进食后感觉腹胀、恶心、胃部不适等；有的人进食变得不规律，每天进食一两顿饭，进食量也较前明显减少，少量进食是为了让自己能继续活着，时间长了就会慢慢消瘦，面容憔悴，体重下降明显，甚至营养不良，是

一种非节食性体重减轻。也有少部分非典型抑郁患者表现为食欲大增，甚至体重也增加。

(三)生活懒散

很多抑郁患者生活习惯发生了变化，每天固定的生活模式变得与以往不同，平时早起的人不再想早起，生活变得懒散，感觉精力不足，容易疲倦；平时生活工作中积极向上的态度变少了，不再主动，不再积极努力，感觉自己不求上进，只是完成领导交代下来的任务，为了生活能够维持下去；工作之余会发发呆，叹口气，感慨一下生活的不易；回到家在家人面前会更加放松自己，不主动陪伴家人左右，不主动言语，不主动料理家务。

(四)躯体不适、疲乏无力

有的抑郁障碍患者在疾病早期以各种躯体不适为主诉，表现为非特异性躯体症状，包括头痛、头晕、颈背部胀痛、心悸、心慌、出汗、肢体发麻、尿频、尿急，或口干、口苦、腹胀、便秘、腹泻等胃肠道症状，或上下肢沉重感、灌铅感，有的甚至出现灌铅样瘫痪。患者因担心自己的躯体疾病而辗转就诊于多家综合医院，如不进行细致的精神检查，可能难以发现其抑郁的情感体验，历经检查及对症治疗效果不佳，称为隐匿性抑郁障碍。因为严重的躯体不适掩盖了抑郁情绪，导致出现抑郁情绪不明显的假象。这一类患者长期反复就诊于社区医院和综合医院，却很少到精神病专科医院就诊，易导致误诊、误治或者自杀。

抑郁障碍的患者常出现疲劳感、活力减退或丧失，表现为无精打采、疲乏无力、萎靡不振，感觉自己整个人已经垮了，散了架子，做什么事情包括自理生活都需要别人催促或推他一把，否则就根本不想动；感到无能为力、力不从心，虽然想挣扎着做些事情，但总是坚持不下去；工作上拖拉，效率下降，感到工作困难，常常不能完成任务；生活上懒于操持家务，严重时甚至连最基本的吃饭、个人卫生都不顾。这种精力或体力的疲乏感不能通过休息或睡眠得到有效恢复，稍做事情就感觉明显的倦怠。

(五)认知损害

认知功能损害是抑郁障碍患者最常见的主诉，早期就会发生，上课不能集中注意力听讲，好忘事，记不住老师讲课的内容，要考试了学不进去等常常是患者来就诊的主要理由。抑郁发作时认知功能损害的表现是多维度的，涉及注意力、记忆力、理解和判断力、执行功能等，即使抑郁症状改善，认知损害仍会存在较长的时间。患者表现为注意力下降，反应时间延长，言语流畅性变差，学习、工作时注意力不能持久，导致学习、工作效率下降。此外，患者会出现认知偏差：无趣，对任何事物都不感兴趣；无助，认为家人不关心、不理解自己，自己孤立无援，无人帮助；无力，对环境中的许多障碍无能为力；无用，认为自己是废物，回顾过去，一事无成；无望，想到将来，感到前途无望；无价值，认为自己做的事情没有任何意义，常产生自责、自罪、自杀的想法。自我评价过低是抑郁障碍患者特有的思维方式。对自己进行全面否定是

产生无用感、自责自罪感和悲观厌世的根源，患者常常对自己既往的一切轻微过失或错误痛加责备，或坚信自己犯了某种罪，应该受到应有的惩罚。

（六）情绪不稳、情绪低落

情绪频繁波动或情绪不稳定是抑郁障碍最常见的前驱症状。常有患者诉说自己变得脆弱了，变得容易伤感，会因为周围人的一句无心话语而感觉委屈、伤心、垂头丧气，遭到拒绝、批评、怠慢后非常消沉、生气，对这样的事情敏感，对坚持学习、工作感到痛苦，疲于应付生活、工作。他们因为生活中的一点小事就会情绪激动，容易与家人发生冲突。其刚开始冲突后会反思自己，认为自己怎么成了这样的人，产生后悔、自责的情绪，能跟家人道歉；后随着冲突的次数逐渐增加，认为家人不关心、不理解自己，开始对家人产生抱怨心理。有的患者能够意识到自己的情绪变化，怕自己的状态影响到子女的成长而就诊。

通常抑郁障碍患者的情绪基调是低沉的、灰暗的，常常诉说自己心情不好、情绪不佳、不高兴、不开心、心情压抑、闷闷不乐、忧心忡忡、郁郁寡欢，程度逐渐加重后，感到度日如年、生不如死、悲观绝望，甚至自杀。外界任何环境的变化都不能改变这种抑郁情绪。患者面部表情愁苦，紧锁眉头，目光黯然无神。有患者这样描述自己的抑郁体验：酸酸疼疼的，心脏像揉碎了一样，一根绳往上提，一根绳往下拽；像钻进了猪大肠里，很细，很长，很漫长，走不到尽头，要把我憋死；闭上眼，眼皮上有一双黑乎乎的眼睛，眼珠是蓝色的，流着一滴红色的眼泪，被画上一个愁眉苦脸的图形，像个满脸皱褶的小老头。抑郁障碍患者在情绪低落、自我评价低的基础上还对外界的评价比较敏感，表现为对别人看待自己的态度敏感，因为害怕被批评或遭遇拒绝而不敢做事或与人相处，人际关系紧张。随着疾病的发展，患者出现与心境协调的精神病性症状，内容多涉及无能力、患病、死亡、一无所有或应受到惩罚等，如罪恶妄想、疑病妄想、虚无妄想或灾难妄想，嘲弄性或谴责性的听幻觉等。

（七）兴趣减退、快感缺失

绝大多数的抑郁障碍患者都存在这种情绪体验，兴趣减退或缺乏，对周围任何事情都没有了兴趣，整日无欲无求，做什么都提不起劲，即使勉强去做，也没有以前愉快的感觉。患者对以前非常感兴趣的活动也难以提起兴趣，常常放弃原来喜欢的一些活动如体育活动、业余爱好、社会交往等。一些青少年情绪不好，对生活兴趣下降，对学习也失去兴趣，他们每天玩手机、上网，甚至通宵达旦地玩手机、打游戏、追剧。但仔细询问会发现他们存在抑郁的内心体验，上网只是一种逃避问题的方法，过度使用手机和上网只会让他们变得更加孤独，也让抑郁体验变得更加严重。随着时间推移，其学习成绩势必下滑，学习难以继续，甚至休学在家；性格也变得孤僻，自闭，不愿出门。家长常常将此情况归咎于上网所致，认为只要不玩手机就好了，甚至将其送到各种网瘾戒除中心。抑郁障碍患者通常还会出现体验快乐的能力下降，无法从日常生活及活动中获得乐趣，在日常工作、生活享受和天伦之

乐等中都体会不到快乐。有些患者坚持参加社会活动，即使从事自己以前喜欢的事情或工作，如看书、看电视，主要目的也是为了消磨时间，或是希望自己能从悲观失望中摆脱出来。有些患者会觉得参加活动是一种负担而尽量减少社会活动，将自己封闭在家中。

（八）非自杀性自伤

自伤是抑郁障碍患者早期常采取的危险行为。焦虑、心烦常常与抑郁共存，有些患者不能很好地表达忧伤的情绪，当心理痛苦数倍于身体痛苦，无法释放，无法缓解时，就会用身体的痛苦替代心理的痛苦，心理痛苦暂时减轻。切割是非自杀性自伤最常见的一种形式，其他形式包括烧灼、刮擦或划伤皮肤、干扰伤口愈合、击打、咬伤、自我投毒，以及有目的性地参与非娱乐性的高危活动等。这种行为在青少年及年轻成人中最为常见，12～14 岁是高峰期，在青少年中发生比例为 7.5％～46.5％，在大学生中为 38.9％，在成人中为 4.0％～23.0％。一些青少年心情郁闷，感到痛苦，无处发泄，非常容易出现自伤行为，如用刀片划手腕、用拳击砸墙壁等，刚开始家人并未予以重视，当发现孩子手臂上布满了密密麻麻的划痕时才惊觉。就诊时患者的内心体验是全身都很难受，但又不知道具体哪里难受，怎么难受，那些伤口的痛才能让自己有清晰的感觉。

（九）自杀观念和自杀企图

自杀观念可能发生在抑郁障碍的前驱期，提示早期识别和早期干预非常重要。患者感到生活中的一切都没有意义，活着没有意思，脑子里反复盘旋与死亡有关的念头，甚至思考自杀的时间、地点、方式等。患者认为结束自己的生命是一种解脱，也不再拖累家人，反复思索自杀的方式，如服药、上吊、跳楼等，并最终发展成自杀行为。其中一些人经抢救而脱险，自杀未遂，一些人最终自杀身亡。抑郁障碍患者的自杀观念常常比较顽固且反复出现，对于曾经有过自杀观念或自杀企图的患者，应高度警惕，应反复提醒家属及其照料者将预防自杀作为首要任务。

(十)特殊人群的抑郁

通常，女性比男性更容易患抑郁障碍。由于性腺功能改变，女性抑郁障碍患者的临床表现与男性不同，往往伴有焦虑、烦躁、激动等症状。女性较男性具有更多的躯体症状，多表现为疲乏、眩晕、睡眠问题等非特异性症状。对女性患者而言，还有一个症状也相当常见，那就是月经不规律，尤其是对那些原来月经相当规律的人来说，如果近来出现月经不规律，月经前后出现易激惹等心理行为问题，应该警惕抑郁障碍的可能。对成年女性而言，抑郁障碍往往容易发生在一些特殊时期，如妊娠期、产后、更年期等。

另外，儿童青少年期的抑郁发作并不少见，抑郁在儿童的发病率约为2%，在青少年为4%～8%，学生抑郁障碍约为23.8%。儿童和青少年尚不具备充分描述自身情绪及感受的语言能力，往往通过行为来表达自己的抑郁心情，主要表现在学习活动上，对学习的态度发生变化，对上学不感兴趣，不

想上学；学习能力下降，思考困难，做作业花费的时间比过去多，以致不能及时完成作业；学习自信心不足，每当考试临近前便开始担心自己没有充分复习，考试成绩会很差；行为上则表现为孤僻、厌烦甚至愤怒。易激惹、愤怒以及烦躁不安可能是儿童青少年障碍患者最明显的抑郁症状。青少年抑郁障碍远不止心情不好这样简单，离家出走、吸烟、酗酒、飙车等高风险的行为，打架斗殴等暴力行为提示他们是在试图以此摆脱抑郁障碍的痛苦情绪。

老年人抑郁障碍多见。独居、丧偶、经济拮据、疾病缠身、身体功能障碍等是老年期抑郁障碍发病的重要危险因素。某些老年群体抑郁障碍的发生率高于一般老年人，如在躯体疾病负担更重的老年人中，抑郁障碍更常见，包括生活在养老院或专业护理机构中、接受家庭医疗保健以及存在一系列急慢性躯体疾病的老年患者。老年期抑郁障碍虽有抑郁的核心特征，也可能会被焦虑激动等症状掩盖。老年患者往往不能很好表达忧伤的情绪，常表现为对外界事物无动于衷，否认或掩饰心情不佳，甚至强装笑脸。其亲属及熟人也可能意识不到其患有严重情感疾病，而只是以为其存在躯体的“不舒服”。但患者见到医生就会抓住医生双手不停地诉说其躯体不适，有时躯体焦虑完全掩盖了抑郁。也有的人无故抱怨别人对他不好，以致别人无所适从。老年期抑郁障碍患者以各种躯体不适为主诉，因担心躯体疾病，辗转就诊于多家医院，如不进行细致的精神检查难以发现其抑郁的情感体验，历经检查及对症治疗效果不佳，称为隐匿性抑郁障碍。因为严重的身体不适掩盖了抑郁情绪，导致出现抑郁情绪不

明显的假象。

（十一）各类抑郁综合征

提拔综合征，是指干部即将被提拔为高一级领导职务，本人担心工作压力大、无法胜任，从而陷入焦躁不安、忧心忡忡、悲观失望、内疚自责的焦虑抑郁情绪中，心态严重调整不好者就会发展为抑郁障碍。

离退休综合征，是指老年人由于离退休后不能适应新的社会角色、生活环境和生活方式的变化而出现的焦虑、抑郁、悲哀、恐惧等消极情绪，或因此产生偏离常态的行为的一种适应性心理障碍。患者可表现为坐卧不宁、行为重复、犹豫不决。

高楼住宅综合征，是指长期居住于高层闭合式住宅里，与外界很少接触，很少到户外活动，从而引起一系列生理和心理异常反应，多发生于离退休的老年人。在冬春季，由于老年人的活动量少，免疫力下降，尤其多见。

（十二）季节性抑郁障碍

季节性抑郁障碍又叫冬季抑郁障碍，属于季节性情感障碍。本病常常在秋季和冬季出现抑郁反复发作，抑郁多数具有非典型特征，如睡眠增多、食欲增强及体重增加等，而在次年春季和夏季症状完全缓解。其发生常与光照的季节性减少有关，然后随着光照时间的季节性增加而缓解。

二、焦虑症和抑郁障碍的区别

焦虑症是一种以焦虑情绪为主的神经症，主要分为惊恐发作和广泛性焦虑两种。焦虑症的焦虑症状是原发的，广泛性焦虑指一种以缺乏明确对象和具体内容的提心吊胆及紧张不安为主的焦虑症，并有显著的自主神经症状、肌肉紧张及运动性不安。惊恐发作无明显诱因、无相关的特定情境，发作不可预测；在发作间歇期，除害怕再发作外，无明显症状；发作时表现强烈的恐惧、焦虑及明显的自主神经症状，并常有人格解体、现实解体、濒死恐惧或失控感等痛苦体验；发作突然开始，迅速达到高峰，发作时意识清晰，事后能回忆；患者因难以忍受又无法解脱而感到痛苦。凡继发于高血压、冠心病、甲状腺功能亢进等躯体疾病的焦虑应诊断为焦虑综合征。其他精神病理状态如幻觉、妄想、强迫症、疑病症、抑郁障碍、恐惧症等伴发的焦虑，不应诊断为焦虑症。因此，诊断焦虑症还需排除甲状腺功能亢进、高血压、冠心病等躯体疾病及兴奋药物过量，催眠镇静药物、抗焦虑药的戒断反应，强迫症、恐惧症、疑病症、神经衰弱、躁狂症、抑郁障碍或精神分裂症等伴发的焦虑。惊恐发作作为继发症状，可见于多种不同的精神障碍，如恐惧性神经症、抑郁障碍等，并应与某些躯体疾病鉴别，如癫痫、心脏病发作、内分泌失调等。

焦虑障碍与抑郁障碍关系密切，研究表明，抑郁和焦虑通常会同时发生，而临床样本中的共病率甚至更高。在一项针对 1000 多人接受焦虑症门诊治疗的研究中，57％的人目前至少患有一种共病疾病，最常见的是情绪障碍；在一项对1004名患有焦虑症的初级精神卫生保健患者进行的类似研究中，超过三分之二的患者也符合抑郁障碍的诊断标准；另一组研究资料显示，广泛性焦虑障碍患者中，共病抑郁障碍的发病率为39%，共病恶劣心境率为22%；终生共病抑郁障碍的发病率为62%，终生共病恶劣心境率为39%。

抑郁症状与焦虑症状同时出现概率非常普遍，95%的抑郁患者有一种以上的焦虑症状，大约70%的抑郁障碍患者有焦虑症的前驱症状。焦虑症与抑郁障碍的临床表现、性格特质、发病原因、发病机制具有相同或相似之处，造成两个疾病鉴别诊断比较困难。一是共有主要症状包括食欲下降、睡眠障碍、心肺和胃肠道不适、易激惹、疲劳等重叠的症状；二是具有共同的遗传易感性，不同性别双生子的研究提示，广泛性焦虑障碍与抑郁障碍具有共同的遗传易感性；三是导致焦虑障碍与抑郁障碍的发病环境的决定作用是相对明显的，多与社会心理因素有关，但损失性相关事件更易导致抑郁障碍。那么，焦虑症和抑郁障碍存在哪些方面的区别呢？

(1)仔细询问病史及精神检查，可发现抑郁障碍患者存在情绪低落、绝望感、自杀念头甚至自杀行为；而焦虑症患者有强烈的求生欲望，多积极求治，只有症状使其极为痛苦时，才会有以死解脱的念头，但不持续，一般不付诸行动。

(2)焦虑症的首次发病一般在35岁以上，而抑郁障碍首次发病可发生在所有年龄段。

(3)抑郁障碍常伴有焦虑症状，但以抑郁为主，焦虑症状只是抑郁障碍患者表现出来的一种情绪反应，也可能会有强

迫、疑病、恐惧等情绪相伴；而焦虑症患者常心烦意乱、惊恐紧张，有怕祸事降临的恐慌预感，并伴有头晕、多汗、潮热、震颤、手脚麻木、胃肠道不适等症状。

(4)抑郁障碍表现为精力减退，兴趣及愉快感缺乏，活动减少。焦虑症患者一般没有兴趣及愉快感缺乏，从感兴趣的活动中也能获得愉快体验，患者躯体活动增多，与抑郁障碍活动减少不同。

(5)焦虑症与抑郁障碍患者的躯体症状反应不同。焦虑症的躯体反应主要与自主神经有关，如呼吸、心跳、出汗等；而抑郁障碍患者的躯体症状带有一定的稳固性，如“梅核气”、两胁疼痛、周身沉重等。

(6)抑郁障碍患者的失眠以早醒为主要特征，而焦虑者的特点是入睡困难。

(7)抑郁障碍更关注“过去”，对已经发生的事情过度悲哀和自责，认为未来会比过去更差，毫无希望；而焦虑症更关注“未来”，对即将发生的事情极度担心，试图回避或解决危险，因此更加焦虑。

(8)抑郁障碍患者心情低落，不愿意跟人有过多接触，但不害怕突然发生人际接触，表现为广泛的退缩和意向减退；而焦虑症因为焦虑也出现对某些事情的回避心理，害怕突然发生的社交接触，有针对性害怕去某一公共场合等。

(9)抑郁障碍患者常常有自杀的念头，甚至已经尝试过自杀行为；而焦虑症患者尽管也害怕，但是通常不会通过死亡来逃避，但当焦虑症患者遇有重大的心理刺激，也可出现自杀行为。

（10）抑郁障碍患者对家属、朋友表现冷淡，对以往爱好兴趣丧失；而焦虑患者常与家人保持正常接触，或因“恐慌”害怕亲人远离等。

三、抑郁障碍的预防

人的正常生活好像处于一个平衡状态，它需要支点来支撑，支点越多，平衡越稳定。这些支点可以来源于个人、家庭、社会层面，也可以是多方面的兴趣爱好，像唱歌、弹琴等社会活动，不仅能疏泄不良情绪，也能增加愉快的来源，为生活平衡提供更多的稳定支撑。

（一）健康教育

抑郁障碍是一种常见的精神疾病，严重损害劳动能力，影响工作效率、人际交往以及日常生活。但社会调查表明，我国社会人群对抑郁障碍的基本防治知识了解甚少，这也使得人群中抑郁障碍患者的未治率居高不下，因此，广泛宣传和普及抑郁障碍的人群防治知识是一个极为关键的常规任务。宣传时应根据不同的对象，采取不尽相同的宣传内容和策略。例如，针对管理人群，可侧重抑郁障碍的患病率及对工作、生活和社会的影响，从而说明开展防治工作的重要性；针对基层卫生人员，主要介绍常用抗抑郁药物及处理对策，强调维持药物治疗的重要性，并介绍一些切实可行的心理社会治疗方法；针对患者家属及照料者，应强调抑郁障碍发生的早期表现，如何早发现、早治疗、防范自杀行为和减少复

发;在疾病康复期则向患者家属及照料者普及如何关心和护理患者,减少环境中的应激因素等。

约 92%的抑郁障碍发病前有生活事件,有研究发现,抑郁障碍患者在过去 1 年内经历了较多且严重的应激性生活事件。部分患者生活中出现了负性生活事件,情绪没有随着时间的推移逐渐好转,而是一直沉浸于失恋、亲人丧亡等负性事件中。部分患者若遇到高兴的事情或周围人试图让其高兴时能短暂高兴起来,但很快又变得沉闷、压抑。多数人心境反应性差,对愉快的刺激缺乏反应,当愉快的事情发生时,也没有短暂地感觉好转。以上证据提示,生活事件为抑郁发病的一个易感因素,主要为住房紧张、工作或学习压力大、生活规律改变等方面,这与现代都市化生活的快节奏、高强度、竞争激烈的特点一致。对于遭受突发生活事件打击的人群,要培养他们应对压力的能力,使他们可以灵活调整自己的心态。心态决定心情,当遇到不公平的事情、不协调的人际关系、不愉快的情感体验时,试试换位思考,用积极心态激发变"负"为"正"的力量,不要让痛苦的过去牵制住你的未来。当压力太大、心情不佳时变换一下环境,室内养花、室外观景、绘画、书法、下棋等不仅丰富个人业余生活,调节生活节奏,给人增添许多生活乐趣,也能培养一种积极乐观的生活态度。

家庭问题也属于社区居民的核心问题,家庭问题中,夫妻关系问题是主要矛盾,可以在社区有针对性地开展夫妻关系咨询,缓解矛盾,维持家庭稳定。家庭问题与社会支持的获得密切相关,可见社会支持作用至关重要,在抑郁障碍的

防治中不应被忽视。

(二)患者及家庭的预防措施

青少年往往不主动表达自己的抑郁心情,有时会让家长领着去看心理医生,家长往往还不以为然。其实,孩子一旦主动要求看心理医生,心理问题往往已经比较严重了。当青少年出现一些与以往不同的反常行为,如离家出走、吸烟、酗酒、飙车、打架斗殴等,提示他们是在试图以此摆脱抑郁的痛苦情绪,家长要高度警惕。对于离退休人员,鼓励他们到公园活动,可以先从旁观赏周围人的活动,再逐步地加入到活动中去。运动疗法,可以是晨练、打太极拳、散步、跳绳、跳广场舞等,通过不同的锻炼形式,帮助人们减少压力,放松心情。当老年人运动时,会把令人烦恼的事情丢在一边,转移了注意力,从而改变了不良的情绪,同时使其精力更加充沛,增加平衡性及柔韧性。

日光在调节人体生命节律以及心理方面也有一定的作用。晒太阳能够促进人体的血液循环、增强人体的新陈代谢能力、增强人体的免疫功能、调节中枢神经,从而使人感到舒适。特别是对于冬季发病的季节性抑郁障碍,光照疗法就是很好的治疗方法。

以下预防措施非常必要:

(1)维持足够长时间的药物治疗。这是预防复发的重要措施之一,患者及家属要充分认识到全病程治疗的重要性并坚持治疗。

(2)识别复发的预警症状。家属要有识别复发早期症状

的能力，同时有训练患者自我管理、自我保健的责任，及时陪同患者就诊，督促其遵医嘱服药。

(3)正确处理社会心理应激因素。患者及家属可以学习简单的应对不良事件的技巧。有持续、严重的心理社会应激时，可配合心理咨询或心理治疗。

(4)保持良好的生活习惯。

(5)保持良好的社会角色。

(6)保持和睦的家庭关系。

(三)自杀的危机干预

自杀已成为近年来全世界精神卫生研究领域的重要课题之一。抑郁障碍是与自杀关系最为密切的精神疾病，自杀是抑郁障碍的最严重后果。自杀的危险因素包括：①自杀家族史；②酒依赖和药物滥用；③年龄45岁及以上，尤其是老年男性；④易激怒、冲动和暴力行为；⑤既往有自杀行为；⑥男性；⑦拒绝接受帮助；⑧抑郁障碍合并自责、后悔；⑨重大负性生活事件，如丧失或分离、严重躯体疾病、失业或退休、单身、丧偶或离婚；⑩严重焦虑或惊恐发作。

危机干预是近年来国外常用于自杀及企图自杀者的一种心理干预方法。自杀的危机干预强调干预的时间紧迫性和干预效果，需要尽可能在短时间内帮助患者恢复已失去平衡的心理状态，充分肯定其优点和长处，肯定已采用过的有效应对技巧，寻找可能的社会支持系统，以及明确治疗目标等。危机干预有多种方法和策略，包括电话咨询和面询。电话咨询又称心理热线，是近年来我国部分城市社区精神卫生服务中新发展的公益救助形式，有简便、及时、经济且保密性强等优点，是一种较有发展前途的服务方式。由于是电话咨询，导致声音是获得信息及实行干预的唯一途径。对于有消极轻生倾向的抑郁障碍患者，只要来电者不拒绝，应尽可能约其面谈。一般来说，经过 4～6 周的危机干预，绝大多数的危机当事者会度过危机，情绪得以缓和。

自杀的危机干预过程主要包括：

(1)自杀风险评估：通过会谈和使用自杀危险性量表，如贝克(Beck)绝望量表、自杀风险性评估量表等，评估患者的自杀危险性，还包括他杀、自杀、冲动攻击行为等发生的可能性。如果患者已有详细的自杀计划或已准备实施，应密切监护或住院治疗。

(2)确立问题的性质：通过倾听等核心技术，从患者角度确定和理解其所认识的问题，宣泄其所压抑的情感。

(3)保证患者安全：将生理和心理危险性尽可能降到最低。

(4)强有力的支持：以积极的方式接纳患者所有的经历与感受，不评价其是否值得赞扬或批评，同时可指导其进行松弛训练。

(5)采用变通的应对方式：启发患者认识和理解危机发展的过程及诱因的关系，教会其解决问题的技巧和应对方式，从多种不同途径思考变通的方式，建立新的社会支持系统。

(6)制订遏止危机的计划：计划应与求助者合作，根据患者的应对能力，切实可行并系统地帮助其解决问题。

(7)获得患者的承诺:在结束危机干预前,应该从患者那里得到直接和明确的承诺。

(8)强化患者新习得的应对技巧及问题解决方式:完善的社会支持系统对预防抑郁障碍的复发有非常重要的作用,在治疗中和康复之后,应重视社会支持系统的改善。患者最好能与家人沟通病情,尽量不要一个人独自承受,多渠道接受抑郁障碍的科普知识,并在此基础上与家人分享自己的想法、倾诉内心的感受。不管是初次抑郁,还是抑郁复发,都应尽早进行专业治疗,在全病程治疗的基础上,结合自我调适,最大程度地防止复发,以降低治疗费用,减少疾病负担。家人和亲友的关爱与陪伴,属于支持性心理治疗,可以起到心理治疗的作用,有利于治疗和康复。

第八章　抑郁障碍的表现

抑郁障碍患者都有哪些表现？我们能否及早甄别呢？这恐怕是大家最为关心的问题。其实每个人因成长经历不同，工作生活不同，所处环境不同，抑郁的表现也不尽相同。有的轻一些，有的重一些，有的表现为抑郁状态，有的表现为抑郁发作，典型与非典型的表现也会因人因时而异。下面是抑郁发作的一些典型表现，供大家参考。但千万不可简单对号入座，如有类似症状还是需要到专业的医疗机构寻求帮助。

一、核心症状

抑郁障碍的核心症状包括心境或情绪低落、兴趣减退以及快感缺失。情感症状是抑郁障碍的主要表现，包括自我感受到或他人可观察到的心境低落，高兴不起来，莫名其妙悲伤，从郁郁寡欢到悲痛欲绝，兴趣减退甚至丧失，无法体会到幸福感。患者几乎每天大部分时间都存在上述症状，一般不随环境变化而好转。

(一)情绪低落

患者主要表现为显著而持久的情感低落、沮丧、悲观。其情绪的基调是低沉、灰暗的,常常诉说自己心情不好、不高兴;经常眉头紧锁,一脸沮丧,眉宇间有一个“川”字;整天愁眉苦脸、忧心忡忡、郁郁寡欢,经常唉声叹气,感觉自己很委屈,甚至会哭。程度轻的患者会感到闷闷不乐、沮丧,对任何事情都提不起精神,感到自己心里有压抑感,觉得自己简直如同“乌云笼罩”;会无原因地哭泣,自己称“高兴不起来”“提不起精神”。程度重的患者表现悲痛欲绝、悲观绝望,经常说“度日如年、生不如死”“活着没意思”“心里难受”。这种低落的心境几乎每天大部分时间都存在,一般与外界环境关系不大,不随外界环境的改变而改变。但有时一天会有昼夜变化,如早晨心情更差些,下午和晚上会好转。

(二)兴趣减退

患者的兴趣爱好发生了变化,以前自己喜欢的很多事情无明显原因不喜欢了,没有兴趣,对任何事都没有心情、提不起精神,不管是自己曾经喜欢的文体活动,还是上网、购物、化妆等。有的患者对任何事物,无论好坏都缺乏兴趣,喜欢一个人独处、不愿见人,不主动与别人聊天、交往。例如,有的人以前非常喜欢钓鱼,现在不喜欢了;有的人曾经喜欢打扮,追求时尚,现在也没有心思了;不愿与人交往,独居一处。

(三)快感缺失

患者体验不到快乐,不能从平时经常做的有意思的事情中获得乐趣；即使做了以前自己喜欢的事情或工作，如看书、看电视、上网、玩游戏、打麻将等活动，只是为了“打发时间”“感觉很无聊，干什么都没意思，没心情”。患者有时可以在百无聊赖的情况下参加一些活动，主要是自己单独参与的活动，如看书、看电影、看电视、从事体育活动等，表面看来兴趣仍存在，但根本无法从这些活动中获得乐趣，活动的主要目的是希望从悲观失望中摆脱出来。

以上三个主要症状是相互联系的，可以在一个人身上同时出现、互为因果，但也有部分人以其中某一种或两种症状更为突出。有的患者不认为自己情绪不好，或是没有任何情感体验，但就是对周围事物不感兴趣。

二、心理症状群

抑郁发作还包含许多心理学症状，可分为心理学伴随症状和精神运动性症状。心理学伴随症状主要表现有焦虑、自责自罪、精神病性症状、认知症状、自杀观念和行为及自知力缺失等。精神运动性症状包括精神运动性迟滞或激越等。有时，这些体验比抑郁心境更为突出，因而可能掩盖抑郁心境，导致漏诊或误诊。

（一）焦虑

焦虑是抑郁障碍非常常见的症状，主要表现为心烦、提心吊胆、坐立不安、紧张、胡思乱想、担心失控或发生意外等。有的人心烦，不愿表达自己的想法，不被家人及身边的同事、

朋友理解，故可表现出易激惹、发脾气，甚至冲动、摔东西等。部分患者常常因过度担忧而注意力不能集中，也有部分患者伴发一些躯体症状，如胸闷、头沉、心慌、尿频、出汗、胃胀等。躯体症状可以掩盖主观的焦虑体验，而成为临床主诉。有的患者可能会因躯体的不舒服去医院就诊。

(二)自责自罪

在悲观失望的基础上，患者会产生自责自罪，过分地贬低自己，觉得自己过得不如同龄人，总以批判的眼光、消极的眼光、消极的态度看待自己；不自信，对任何成功都持怀疑态度，认为只是凑巧而已，自己毫无功劳；对自己既往的一些轻微失误或错误痛加责备，认为自己的一些作为让别人感到失望；认为自己患病给家庭和社会带来了巨大的负担，连累了家庭和社会。例如，回忆过去微不足道的不诚实行为或者让别人失望的事情，有负罪感。通常患者多年来对这些事情都未曾在意，但抑郁时，这些事情就像洪水一样涌入脑海中，并带有强烈的感情色彩。病情严重时，患者会对自己的过失无限制地上纲上线，产生深深的内疚甚至负罪感，认为自己罪孽深重，必须受到社会的惩罚。

(三)精神病性症状

病情严重时，患者可出现与抑郁心境协调或不协调的幻觉、妄想等精神病性症状。与心境协调的精神病性症状包括无能力、患病、死亡、一无所有或应受到惩罚等，如罪恶妄想、无价值妄想、躯体疾病或灾难妄想、嘲弄性或谴责性的听幻

觉等。而与心境不协调的精神病性症状则与上述主题无关，如被害妄想、没有情感背景的幻听等。精神病性症状的存在往往是抑郁复发和精神症状反复的危险因素。

（四）认知症状

情感低落常会影响个人的认知功能，主要表现为近记忆力下降，注意力障碍，抽象思维能力差，学习困难，眼手协调与思维灵活性等能力减退。患者常常会描述自己记性不好，经常忘事，记忆力不如以前好；称自己注意力不能集中，容易分心，信息加工能力减退，对自我和周围环境漠不关心。

例如，有人说以前自己会做铝合金门窗，现在脑子反应不过来，记不住事，也不愿做了，关键是自己的脑子不好用、忘事，记不住做门窗的步骤。又如一个学生的家长因孩子不上学前来就诊，家长称孩子做的作业只对了一个题。深入接触后发现，这个孩子的认知功能是受损的，但家长未能发现，更无法观察到孩子内心抑郁的真实想法。仔细询问孩子，孩子称自己在教室听不进去老师讲课，经常走神，老师讲的内容很多，听不懂、没听见、记不住，学习成绩直线下降；自己心情不好，对学习又没有兴趣、没有动力，觉得学习没有意思，不爱学习，形成恶性循环。尤其对于老年患者，在情感症状不典型时，可能只有认知功能的改变。总之，认知受损是抑郁障碍的一个症状，患者对很多事情的看法犹如戴了有色眼镜，看周围所有的一切都是灰色的、悲观的、消极的，凡事总是做出悲观消极的解释。患者经常会产生“三无”症状，感到无用、无助与无望。

“三无”症状：

（1）无用：患者对自己的评价低，不客观，认为自己活着毫无价值、一无是处，认为自己给别人带来的只有麻烦，认为自己不能帮助任何人，认为别人也不会在乎自己。

（2）无助：患者感到自己无能为力，孤立无援，不会求助他人，他人也无法帮助自己；对自己的现状缺乏改变的信心和决心；认为自己的病好不了，对治疗没有信心。

（3）无望：认为自己没有出路，没有希望，想到将来感到前途渺茫，认为自己没有前途，认为自己所有的事情都没有好的结果。比如，预见自己的工作要失败，经济要崩溃，家庭发生不幸的事情。

总之，这几个症状与自杀观念密切相关，要特别注意。

（五）自杀观念和行为

严重的抑郁障碍常常伴有消极自杀的观念和行为，患者经常思考与死亡相关的事情，认为活着没有意义，对生活中所有的一切都不留恋，认为活着没劲、没意思，甚至思考自杀的时间、地点和方式。自杀观念常常比较顽固，反复出现。消极悲观的思想及自责自罪可使患者萌发绝望的念头。在自杀观念的驱使下，患者会认为“结束自己的生命是一种解脱”“自己活在世上是多余的”，有些患者会产生自杀倾向，然后发展成自杀行为，并反复寻求自杀。自杀行为是抑郁障碍最严重、最危险的症状，如遇到有自杀观念的人，应保持高度警惕。同时，抑郁障碍患者家属及其照料者要将预防自杀作为长期任务。抑郁障碍的早识别、早治疗、早干预是非常必

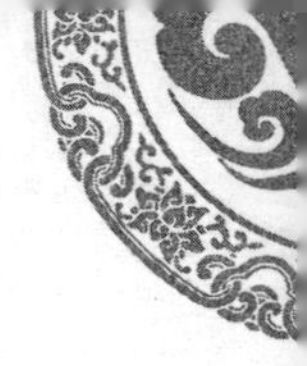

要的。

(六)自知力

相当一部分抑郁障碍者自知力完整,能够主动求治并描述自己的病情和症状,但严重的抑郁障碍者会出现自知力不完整,甚至缺乏。如存在明显自杀倾向者,自知力可能有所扭曲,缺乏对自己当前状态的正确认识,甚至完全失去求治意愿。伴有精神病性症状者,自知力不完整甚至完全丧失自知力的比例更高。

(七)精神运动性迟滞

这一症状在心理上表现为思维活动迟缓。患者思维联想速度减慢,思路闭塞,思考问题困难,自述自己脑袋反应慢了,脑子像是生了锈的机器,很多事情反应不过来,决断能力降低;需要做决定时会变得优柔寡断,犹豫不决,甚至对一些日常小事也难以做出决定。临床上患者表现为主动言语减少,语速明显减慢,声音低沉,数问一答或数问不答,无法顺利与他人正常交流。在行为上表现为显著持久的抑制,行为迟缓,生活被动懒散,长时间坐一旁或整日卧床,不想做事,不想学习工作,不愿外出,不愿参加平常喜欢的活动或业余爱好,不愿和周围人接触、交往,常闭门独居,疏远亲友,回避社交。严重者不顾个人卫生,蓬头垢面,不修边幅,甚至发展为少动少食或不动不食,达到亚木僵状态,称为抑郁性木僵,但仔细观察会发现,其仍流露出痛苦抑郁情绪。

(八)精神运动性激越

此症状与精神运动性迟滞相反，患者脑中反复思考一些没有目的的事情，思维内容无条理，大脑持续处于紧张状态。但由于患者无法集中注意力来思考一个中心问题，因此思维效率下降，无法进行创造性思考。在行为上则表现为烦躁不安、紧张，有手指抓握、搓手顿足或踱来踱去等症状；有时候不能控制自己的动作，但又不知道自己因何烦躁。

三、躯体症状群

躯体症状群又称生物学症状群，包括睡眠、饮食、体重和行为活动表现等方面。此外，部分抑郁障碍者还存在疼痛、心动过速、口干、便秘等症状。

1.睡眠障碍

睡眠障碍是抑郁障碍常伴随的症状之一，表现为入睡困难、睡眠轻浅、多梦或早醒等。抑郁障碍患者睡眠障碍的表现形式很多，入睡困难最为多见，一般比平时延长半小时以上，如“躺下睡不着，翻来覆去，像是烙饼似的”。患者比平时早醒2～3小时，醒后不能再入睡，常常“天还没亮就醒了，醒了之后也睡不着，看着外面的太阳，想起自己的病情，想想今天该如何度过，就很愁”“感觉挺困的，就是睡不着”。有些不典型的抑郁障碍者可以出现睡眠过多和贪睡的情况。

2.饮食及体重障碍

饮食及体重障碍主要表现为食欲下降和体重减轻。患者不愿吃饭，没有胃口，对于自己曾经喜欢的食物也有可能不喜欢了；但进食量不一定出现明显减少，体重改变在一段时间内可能并不明显。严重者完全丧失进食的欲望，对于自己喜欢的食物也不再进食，甚至不愿提到吃饭；进食后感觉腹胀，胃部不适，体重明显下降，甚至出现营养不良。不典型的抑郁障碍者会有食欲亢进、体重增加的表现。

3.精力丧失

精力丧失表现为无精打采、疲乏无力、懒惰，感到精疲力尽、疲惫不堪，能力下降。患者感到自己整个人都垮了、散架了，经常诉说"太累了""没有精神""完成不了任务""没劲，缺乏动力"等。例如，一位平常讲究家庭摆设的女性可能不再收拾床铺，任由桌上杂物堆积。有些患者主诉"腿上像灌了铅一样"，感觉非常沉重。

4.抑郁情绪昼重夜轻

部分抑郁障碍患者的情绪一天之内变化有规律，抑郁情绪在晨起后加重。约一半的患者情绪低落，呈现波动变化，清晨一睁眼，就为新的一天发愁，觉得一天很长，不知道怎么过。抑郁情绪在下午和晚间则有所减轻，但是也有些可能在下午和晚间加重。

5.性功能障碍

性功能障碍可以是性欲的减退乃至完全丧失性功能，有些患者勉强维持性行为，但无法从中体验到乐趣。女性会出现月经紊乱、闭经等症状。

6.其他非特异性躯体症状

本病的其他躯体症状包括头痛、脖子痛、腰痛等躯体任

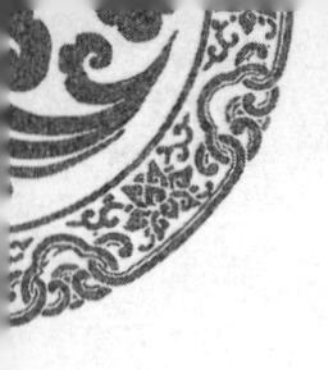

何部位的疼痛，口干、出汗、视物模糊、心慌、胸闷、喉头肿胀、恶心呕吐、胃部烧灼感、胃肠胀气、消化不良、便秘、尿频、尿急等。有时抑郁障碍患者以躯体症状为主诉，因而长期在综合医院门诊反复就诊，被诊断为各种自主神经功能紊乱。

四、特殊群体抑郁障碍的表现

1.儿童青少年抑郁障碍

儿童青少年抑郁障碍患者除抑郁的常见表现外，因年龄的限制，儿童青少年不能充分描述自身情绪及感受，故经常通过行为表达抑郁的心情，表现为厌烦、孤僻，甚至发脾气、摔东西。

2.老年抑郁障碍

老年抑郁障碍以抑郁心境为主要表现，阳性家族史少，神经科病变及躯体疾病所占比重大，躯体主诉不多，但疑病观念较多，体重变化、早醒、性欲减退等不突出。部分患者表现为易激惹、攻击、敌意，情绪波动较大，有时称“让我去死吧”，却否认有自杀的念头。

3.女性抑郁障碍

女性抑郁障碍的发病率是男性的两倍。由于生理结构和激素水平的影响，女性在月经前、妊娠期间、产后及绝经期容易患抑郁障碍。

第九章 抑郁障碍的自我调试方法

抑郁障碍如果得不到及时治疗，不仅会给患者的精神生活带来很多痛苦，还会严重影响患者家属的正常生活。很多抑郁症患者在早期没有得到治疗，从而转化为严重的抑郁障碍，甚至影响生命健康。因此，一旦出现抑郁症状，除了接受规范的治疗外，也可以通过自身及时进行心理调适，做到以阳光的心态面对生活，从而走出抑郁状态。下面介绍几种自我调适的方法。

一、情绪调节

合理情绪疗法对于自我心理调节或心理咨询师在心理咨询中帮助来访者消除或减轻情绪困扰都有明显的效果。心理学家阿尔伯特·艾利斯(Albert Ellis)认为，人们要认识自己常有的不良情绪，并善于发现自己这些不合理的认知方式。最常用的方法是反思，经常问一下自己“一定就是这样的吗?”，如果一时想不清楚，就先把事情放一边，将自己的思考过程写下来。经常这样问问自己，培养一种良好的自省习

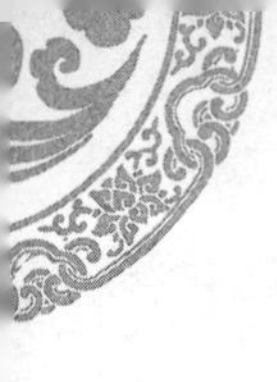

惯,会发现其实这里面就包含各种不合理的信念,不良的情绪自然也就少了许多。

面对生活中不能改变的挫折或事件时,可以尝试着去改变自己对这件事情的态度、认识、看法、评价(认知),努力去做调整。改变认知后,情绪和行为将会随之改变,对生活中的很多不确定的事将会变得更加适应,这也是一门人生哲学。不要给自己制订很难达到的目标,正确认识自己的现状,正视自己的心情,不要对很多事情大包大揽。可以将繁杂的工作分成若干小部分,根据事情轻重缓急,做些力所能及的事,切莫"逞能",以免完不成工作而心灰意冷。不要急躁,调适心情需要时间,允许自己慢下来,允许自己没有进步,允许自己的生活按下暂停键,停止自我指责,停止内疚。出现抑郁情绪的人一般都生活在自己的世界中,比较消极,虽然他们知道自己的做法和行为是错误的,但无力摆脱。如果想要改变这种想法,可以准备一个笔记本,把自己做的或者想的,无论是多么荒唐或可笑的事情,完整地把它整理在笔记本上;不要急于去分析它、认识它,可以在锻炼或者身心状态有所缓解之后再去看它,但是不必分析,此时一定会有不同的感受。

二、放松训练法

放松训练是一种通过练习,学会在心理和躯体上放松的方法,常用的有深呼吸、肌肉放松训练、冥想放松训练等。放松练习可以帮助人减轻和消除各种不良身心反应,如焦虑、恐惧、紧张、失眠等症状。其中，正念冥想现在已被广泛地应用到心理治疗和心灵成长活动中，下面就以正念冥想为例介绍一下有效的放松训练方法。

冥想可以减少紧张、焦虑、抑郁等情绪，有规律地练习冥想会增强意识，有助于抑郁患者获得启迪。以下是几种简单的训练方法：

1.观呼吸

(1)以舒适的坐姿坐下，背部挺直而不僵硬，姿势要庄严而舒适，身体不能僵硬，让身体姿势反映自己的“活在当下和觉醒”。如果是坐在椅子上，可将双脚平放在地板上，双腿不要交叉。轻柔地闭上双眼。

(2)将觉察带到你的身体感觉上，集中注意力，体会身体与地板或椅子接触时的触感和压力感，花一两分钟去觉察一下这些感觉。

(3)然后将觉察聚焦于身体感觉的变化，随着呼吸的吸入或呼出，去感受下腹部(肚脐周围)的感觉。如果是第一次进行这个练习，可以将手放在下腹部，这样就可以觉察到手掌碰触到下腹部的感觉变化。让自己的意识进入该部位的身体感觉，即使在手移开以后，也能够继续聚焦于下腹部的身体感觉。

(4)用心去体会吸气时腹部轻微鼓起的感觉，以及呼气时腹壁的紧缩感。在气体吸入和呼出身体的整个过程中，将意识集中于下腹部；也可以将注意集中在吸入和呼出之间那个短暂的停顿，或者是上次呼出与下次吸入间的停顿上。

(5)无须有意地控制自己的呼吸，只是简单地让它吸入、

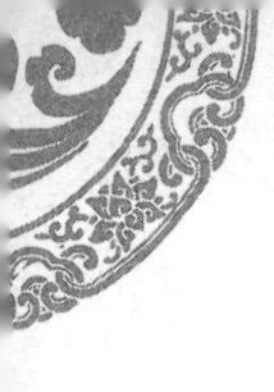

呼出。试着用同样放松的态度去对待其他体验,不需要去纠正什么,也不需要达到某个特定的状态。只是去体验个人的体验,除此之外不需要做什么。

(6)一段时间之后,你的心智会从呼吸时下腹部的感觉变化,游离到各种思维、规划、白日梦、心猿意马等。这很正常,这正是心智的习惯行为,既不是错误也不是失败。当你发现自己的注意力不再聚焦于呼吸,可以温和地恭喜自己又一次觉察到了自己的经验,留意到是什么让你分心了,然后再温和地将观察带回来,继续聚焦于当下。

2.正念静坐

(1)进行正念呼吸和身体伸展练习,直到自己感觉可以一定程度地安定下来。

(2)将意识聚焦从身体知觉转移到听觉。将注意力聚焦于双耳,然后允许听觉打开,接受自己听到的各种声音。

(3)没有必要去寻找声音来源,或者去聆听特定的声音。只是尽可能地简单地敞开觉察即可,去接收任何方向传来的各种声音,前面的、后面的、旁边的、上面的或下面的声音。向周围的完整的声音空间敞开,留意到明显的声音、不那么明显的声音、声音之间的空隙和声音背后的寂静。

(4)试着单纯地在知觉层面觉察声音本身。当你发现自己对声音进行思考时,重新去直接意识声音的知觉本质属性(音调模式、音色、音量、持续时间等),而非思考声音的含义或者内涵。

(5)如果观察到自己的注意力离开了声音,那么温和地留意心智去了哪里,然后将注意力重新调整,回到声音上来,觉察它们升起又消失。

(6)如果你感到自己的心智变得不太专注，或者变得散乱，或者只是反复陷入思维和想象的剧情之中，那么你可以去觉察它们如何影响你的身体。通常，当我们不喜欢所发生的事情时，我们的面部、肩膀、躯体会出现收缩或紧绷感，或者是一种想“推开”这些想法和受够的感觉。看看自己是否能够觉察到这些紧张的身体感觉。觉察到以后，看看是否可以将注意力回归到呼吸和对整个身体的感觉上，并使用呼吸和身体知觉作为锚，来稳定自己的注意力。

3.身体扫描

让自己舒服地躺下来，背部平躺在地板的地毯或垫子上，也可以躺在床上，或者其他温暖、不受打扰的地方，眼睛轻柔地闭上。

(1)花几分钟时间来感受一下自己的气息运动和身体感觉。准备好以后，开始关注自己的身体感觉，尤其与地板或床铺接触的身体部位的触觉和压力感。每次呼气时，允许自己放松，更深地陷入地毯或床铺中。

(2)提醒自己练习的意图是什么。练习的目的不是去感受任何与当下不同的经验、放松或沉静，这些可能发生，也可能不会。相反，练习的目的是尽自己所能，按顺序在身体不同部位移动注意力时，对你体验到的身体感觉加以觉察。

(3)将注意力带到下腹部，去察觉呼气、吸气时腹部感觉的变化。花几分钟来感受一下自己吸气、呼气时的身体感觉。

(4)在体会腹部的感觉之后，将注意力经过左腿，然后进

入左脚，到达左脚趾。依次关注左边的每个脚趾，带着轻柔的好奇来探究自己的感觉，也许会觉察到脚趾之间接触的感觉，或者是麻麻的感觉、温暖的感觉，也许并没有什么特别的感受。

(5)当准备好以后，吸一口气，去感觉或者想象一下，气息从你的肺部进入，并经由腹部进入左腿、左脚，一直到达左脚趾。呼气时，则感觉或想象气息从原先的路线返回，从脚部开始，经过腿部、腹部、胸部后，从鼻腔呼出。试着用这样的方式持续进行几次呼吸，气息到达脚趾，然后从脚趾离开。也许这个方法有点困难，可以带着些许游戏的心态，试着“呼吸”到身体部位即可。

(6)准备好以后，呼出一口气，放松自己的脚趾，将意识带到左脚底部的感觉上，把温和、探索性的觉察传到脚底、脚背，有知觉地感受呼吸，感受身体与地毯或床面接触的感觉，去体验有知觉的“呼吸”，觉察身体背部、前部的气息，并探索脚底的感觉。

(7)现在把注意力扩展到脚部的其他区域——脚背、骨头以及关节等。然后，深吸一口气，并把气息导入左脚，呼气时则让气息完全离开左脚，将注意力依次聚焦到左腿各个部位——小腿肚、胫骨、膝盖等。

(8)继续将温柔而好奇的觉察聚焦于其他身体部位的感觉上——脚趾、脚踝、小腿、大腿、背部、腹部、胸部、手指、手掌、胳膊、肩膀、脖颈、头部、面部。对于每个身体部位，带着清晰的觉察和轻柔的好奇，去感受该部位的感觉。

(9)当你在身体的某一部位感受到紧张，或者有其他强

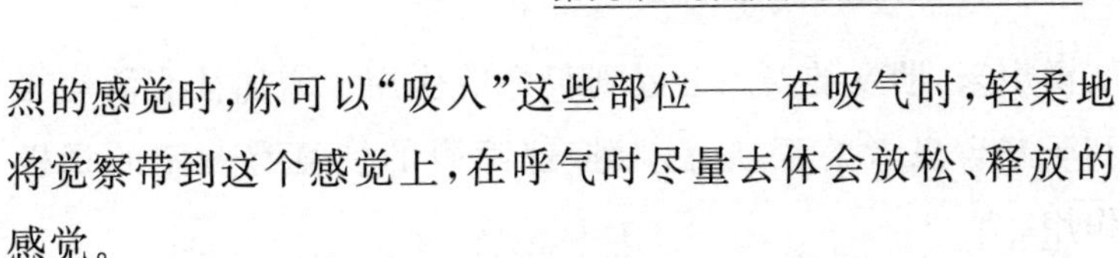

烈的感觉时，你可以“吸入”这些部位——在吸气时，轻柔地将觉察带到这个感觉上，在呼气时尽量去体会放松、释放的感觉。

(10)我们的心智会不时地游到呼吸和身体之外，这几乎无可避免。这非常正常，心智就是这样运作的。如果你觉察到它的游离，轻柔地觉察一下它到底去了哪里，然后再温和地把自己的注意力带回到希望关注的身体部位上。

(11)这样“扫描”完全部的身体以后，花几分钟时间来体察一下整个身体的感觉，看看呼吸如何自由地出入我们的身体。如果你觉得自己有点昏昏欲睡，那么可以用枕头将头部垫起来，睁开眼睛练习，或者坐着进行身体扫描而不是躺着，这样会很有帮助。你可以自由地探索不同的练习方式。

三、建立良好的社会支持系统

有研究表明，社会支持和生活事件与抑郁障碍相关，因此，个体参加积极的社交活动，建立良好的人际关系有利于病情的康复。找到一个正确的社会支持系统，不管是来自亲人还是朋友，向一个倾诉对象谈出心里的困惑，通过周围人给予理解与帮助，对抑郁障碍是非常有帮助的。患有抑郁障碍的人，常常都是把自己封闭起来的，很少去参加社交活动，久而久之便自闭起来了。想要改变，那就要强迫自己多出去走走，经常出去参加社交活动。也许开始时会很痛苦，但是坚持一段时间后，就会慢慢地拥有自信了。尝试着多与人们接触和交往，不要自己独来独往，和朋友多聊天，把自己的心

情说出来，朋友的安慰会起到很好的作用。增加社交活动有利于减少患者的孤独感，对抑郁障碍的恢复有一定的积极作用。

案例：小芳同学被诊断为中度抑郁。通过与小芳的交流，走访她的舍友、同班同学，与她的家人详细了解情况后，辅导员发现主要原因在于小芳在获得归属感和自我价值感方面形成了非理性的认知模式。这种非理性、自我否定的认知模式形成于其童年时的生活经历中，和父母的教养方式有极大的关系。这种非理性的认知模式，使其在面临较大的工作和学习以及人际关系压力时，产生难以排解的负面情绪，并形成恶性循环，从而引发抑郁障碍。在治疗过程中，除了进行专业的心理辅导外，建立父母、亲友的支持系统，辅导员与学校心理咨询师做好了父母的心理建设，使其明白给孩子提供无条件的爱的重要性，对亲子沟通方法进行指导，并与其姐姐进行全面的沟通。这些对帮助小芳克服与父母见面的恐惧、在休学期间确认父母的爱，发挥了非常重要的作用。在小芳发病、休学和病情稳定返校后，校心理咨询师和辅导员也指导小芳的同学、朋友陪伴和支持她，让小芳感觉到被接纳、被关爱。通过系统、科学的综合帮扶，小芳基本摆脱了抑郁障碍的阴影，与父母的关系得到修复，自信心极大提高，能以积极的心态投入学习、工作和生活。

四、营养及膳食疗法

多项研究表明，情绪和食物有关。合理的饮食能够有效保持身体和精神的健康状态，对抑郁障碍的防治大有裨益。一方面，脑中的5-羟色胺、多巴胺等神经递质的分泌会受我们所吃的食物影响；另一方面，抑郁障碍的发生与维生素、矿物质、氨基酸等营养物质失调存在一定关系。此外，抑郁障碍患者由于进食差，机体生理代谢失调，容易发生营养不良。因此，通过合理饮食，就可以吃出营养、吃出健康、吃出好心情，从而促进抑郁障碍康复。

（一）维生素和矿物质

维生素和矿物质是人体内进行新陈代谢最基本的营养物质，主要起催化作用，调节人体各种物质代谢，使其他营养物质能充分地被吸收利用。研究表明，维生素 B_1、维生素 B_6、维生素 B_{12}、叶酸、肌醇等B族维生素，钙、镁、硒、铬、铁、锌等矿物质，均与情绪有一定关系。2011年的一项心理学实验就证明了B族维生素对于缓解抑郁情绪的作用。

据估计，近三分之一的抑郁障碍患者有轻或中度的维生素 B_1 缺乏。国外有研究发现，女大学生每天服用维生素 B_1 两个月后，进行心理测试，其头脑灵活、思维敏捷、心境稳定的得分是未服用前的两倍；而服用安慰剂的学生则没有变化。富含维生素 B_1 的食物有肉类、稻米、玉米、豆制品、动物肾脏、坚果（向日葵籽、花生）、小麦麸等。

维生素 B_6 对维持正常的精神活动起重要作用。研究表明，患有抑郁障碍的女性比未患抑郁障碍的女性更容易出现维生素 B_6 的缺乏，补充维生素 B_6 能减轻经前综合征引起的抑郁。富含维生素 B_6 的食物有坚果、香蕉、玉米、南瓜、鱼、动

物肾脏和肝脏、肉类、家禽以及豆制品等。

维生素 B_{12} 为一种含钴复合物，主要参与体内核酸、胆碱、蛋氨酸的合成及脂肪与糖代谢。它不仅是人体重要的营养素，还是治疗巨幼细胞贫血的重要药物。研究发现，30%的住院抑郁障碍患者缺乏维生素 B_{12}，注射维生素 B_{12} 有时能明显改善心境。瘦肉、禽类、鱼类和奶制品等含有丰富的维生素 B_{12}。

超过30%的抑郁障碍患者存在叶酸不足，老年患者更为多见，高达35%以上。叶酸含量丰富的食物主要有柑橘类水果、西红柿、蔬菜（尤其菠菜）、粗粮和豆类等。

钙、镁、硒、铬、铁、锌、锰、钾等是机体重要酶系的组成部分，调节机体的蛋白质、糖类、脂类等代谢，缺乏任何一种物质都可导致抑郁。研究发现，高硒饮食比低硒饮食更能改善抑郁、焦虑等心境。动物内脏及坚果等含有丰富的微量元素，抑郁障碍患者应适当摄入。

（二）氨基酸

一些氨基酸有类似于神经递质的特性，因此在治疗抑郁障碍方面起重要作用。与抑郁有关的氨基酸主要有色氨酸、苯丙氨酸、蛋氨酸、酪氨酸、半胱氨酸等。在科克大学约翰·克莱恩（John Cryan）教授和杰勒德·克拉克（Gerard Clarke）博士共同撰写的《饮食与抑郁障碍：相关生物学作用机制的探究》一文中，探讨了饮食和抑郁障碍之间的关系。该论文提到了色氨酸，该物质存在于鸡肉、金枪鱼、花生、牛奶和奶酪等食物中，它的代谢具有重要意义。Clarke 博士解释说：

“色氨酸是一种必需氨基酸。它是5-羟色胺等神经递质的重要原料和组成部分，而5-羟色胺转运体是大多数抗抑郁药和抗焦虑药的主要治疗靶点。”富含色氨酸的食物有牛奶、牛肉、火鸡肉、鸡肉、鱼肉（尤其深海鱼）、扁豆、豌豆、小米、香菇、海蟹、黑芝麻、黄豆、南瓜籽、葵花子、肉松、鸡蛋、香蕉等，抑郁障碍患者需注意适当补充这些食物。

（三）其他营养素

1.脂肪酸

脂肪酸的摄入亦与抑郁障碍密切相关。ω_3和ω_6是两种最重要的必需脂肪酸，人类日常膳食一般能提供足够的ω_6，而ω_3却不足。荷兰在2003年的一项人口研究中表明，60岁以上的人经血液测试，体内有较高的ω_3脂肪酸水平者，较少出现抑郁。ω_3的主要来源是藻类和浮游生物。经常补充ω_3的人，情绪相对稳定，也很少会出现发炎的问题。核桃能补脑，并不是因为它外表长得像大脑，而是因为它本身含有较多的ω_3脂肪酸。

有一项心理学研究表明，喜欢吃坚果的成年人，性格更加乐观，精力更加旺盛，并且对于活动的参与积极性更高。此外，鱼类等海鲜在它们的脂肪组织里积聚了这种脂肪酸。其中鲭鱼、沙丁鱼、鲱等小型鱼类是ω_3最可靠的来源，其他较好的ω_3的鱼类来源有金枪鱼、黑线鳕和鲑鳟。植物也可能含有丰富的ω_3，如亚麻籽、亚麻籽油、芥花籽（油菜籽）油、大麻油和核桃。蔬菜中较好的ω_3来源是马齿苋和菠菜。

2.咖啡因

因咖啡中含有高浓度的咖啡因,所以,抑郁的患者应避免喝咖啡。研究发现,大量饮用咖啡的精神病患者更有可能患抑郁,但是,是咖啡因引起抑郁还是抑郁患者想通过喝咖啡来提高情绪尚不清楚,不过咖啡成瘾者往往存在抑郁症状。

总之,患抑郁障碍与缺乏营养成分有着很大的关联性。当人体缺乏营养时,大脑就无法获得某些微量元素,这些微量元素对大脑产生神经递质至关重要。有研究发现,抑郁障碍患者在食物的选择上本就有别于非抑郁患者,他们的饮食习惯似乎更不健康,如更偏好高脂和高糖类食品,对水果和蔬菜的摄入较少。研究者发现,喜好肉食的个体在食用2周的素食后情绪明显改善,6天的低蛋白质饮食能够降低糖尿病患者的抑郁症状。还有一项对超重和肥胖人群的研究发现,低脂肪饮食改善心境的效果要好于低糖类饮食。

五、运动疗法

运动疗法就是抑郁患者坚持有规则、习惯性的一定量运动,从而达到缓解抑郁情绪的作用。大多数抑郁障碍患者行动缓慢、懒惰,长期下来会影响身体的各项机能,更加引起消极负面的情绪。体育锻炼具有预防、减缓和治疗抑郁的作用。适当地进行体育锻炼是可以帮助患者预防抑郁情绪的,因为运动可以转移患者的注意力,提高患者的兴奋点,使患者体内产生一些肾上腺素,有助于患者进行情绪的抒发。因此，可以说积极参与体育锻炼，不仅可以促进身体健康，而且保护了人类的心理健康。有研究表明，适当增加每次体育锻炼的时间，提高体育锻炼的效果，对于大学生抑郁状况的改善具有一定的指导意义。具有抑郁情绪或已经发展为抑郁障碍的人群，应选择自己喜欢的体育锻炼项目，一周保持体育锻炼3～5次，每次保持40～90分钟锻炼时间。运动能调动人体潜能、活化人体的细胞，当身体得到了一定的放松后，内心也会慢慢地平静下来，情绪就会得到缓解。

大多数抑郁障碍患者对任何事都没有兴趣和热情，甚至觉得人生无望、前途黯淡，有无助感。这种无助感反过来又会与抑郁形成一种恶性循环。所以，治疗抑郁障碍首先要打破这种恶性循环，而运动有助于打破这种恶性循环，同时起到一定程度的治疗作用。这主要体现在：

(1)运动可以使人不专注于自身的不良情绪，而是投入到运动中去。

(2)运动可以减轻抑郁情绪带来的疲劳感，促进血液流动，疲乏感就会随之消失。

(3)运动可以让人找回自信，通过运动，抑郁障碍患者可以发现自己的能力或特长，提高自信心。

(4)运动在一定程度上可以改善人的思考能力，提高抑郁障碍患者对生活的控制力。但是要选择合适的运动时间和地点，应当循序渐进，做到适度，不可逞强。

第十章　抑郁障碍的综合治疗

抑郁障碍是可防可治的，讳疾忌医是不可取的，但是单纯相信网络上不准确、诱导性的信息也不可取。从正规渠道获取权威、科学的专业指导才是抑郁障碍治疗的金钥匙。

1.抑郁障碍的治疗思路

(1)医院正规诊断和充分理性的自我评估。

(2)轻度或中度抑郁，需要心理咨询、心理治疗，同时积极自我调整和自我治疗；中重度抑郁需要住院或药物、物理治疗。

(3)重视自我治疗和临床治愈后的认知调整和人格完善。

2.抑郁障碍的治疗要达到三个目标

(1)尽可能早期诊断，及时规范治疗，控制症状，提高临床治愈率，最大限度减少病残率和自杀率，降低复燃及复发风险。

(2)提高生存质量，恢复社会功能，达到稳定和真正意义上的痊愈，而不仅仅是症状的消失。

(3)预防复发。

一、抑郁障碍的治疗原则

(一)全病程治疗原则

为防止复燃及复发，改善预后，目前倡导全病程治疗。全病程治疗分为急性期治疗、巩固期治疗和维持期治疗。

1.急性期治疗

急性期治疗的治疗周期为8～12周。急性期治疗旨在控制症状，尽量达到临床治愈，最大限度减少病残率和自杀率；尽量促进社会功能恢复到病前水平，提高患者生活质量。急性期的疗效决定了患者疾病的结局和预后，需要合理治疗以提高长期预后和促进社会功能康复。所以急性期治疗至关重要，患者及家属应耐心配合医师共同商定治疗计划，切不可因治疗时间过短，病情改善不明显而放弃治疗，错失最佳治疗时机，造成反复发作或病情迁延，增加治疗难度。

2.巩固期治疗

巩固期治疗的治疗周期为4～9个月。在此期间，患者病情不稳定，复发风险较大，应继续使用急性期治疗有效的药物，预防复发，提高生存质量，恢复社会功能。切不可认为此时病情已愈而停药或减药。

3.维持期治疗

维持期治疗的治疗周期至少为2～3年，多次复发(3次或以上)以及有明显残留症状者需要长期维持治疗。持续、规范的治疗可以有效地降低抑郁障碍的复燃/复发率。维持

治疗结束后，病情稳定者可缓慢减药直至终止治疗，治疗方案调整要以主治医师的医嘱为准。患者一旦发现复发的早期征象，如睡眠困难、早醒、精力不足等，应及时就医。

（二）个体化合理用药原则

医生在选择抗抑郁药物治疗时，需要综合考虑患者的病情特点及临床因素，进行个体化选择。如结合患者既往用药史，优先选择既往药物疗效满意的种类，规避既往产生明显不良反应的药物种类；患者及家属应详细记录服药情况，向医生提供详尽的病史，有助于医师综合评估，制订有针对性的个体化治疗方案。对于有自杀观念的患者，建议家属监督患者服药，避免患者能够轻易接触大量药物，家中避免放置随手可得的危险物品，如水果刀、剪刀等，以防意外。

（三）量化评估原则

治疗前，医生会对患者疾病诊断、症状、特点、治疗、躯体状况、主观感受、社会功能、生活质量以及药物经济负担等方面进行充分的评估。治疗过程中，定期应用实验室检查及精神科量表进行疗效、耐受性、安全性等方面的量化评估。长期服药患者需定期监测血常规、血生化、心电图及血药浓度，同时建议定期复查骨密度。

（四）抗抑郁药单一使用原则

通常，建议尽可能单一使用抗抑郁药，对难治性病例可以联合用药以增加疗效；伴有精神病性症状的抑郁障碍，采

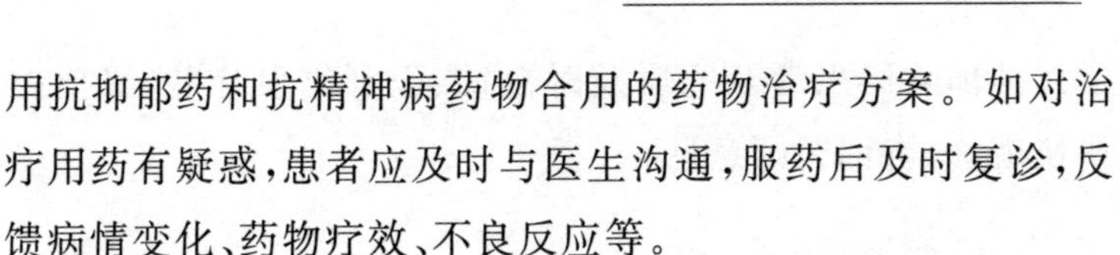

用抗抑郁药和抗精神病药物合用的药物治疗方案。如对治疗用药有疑惑，患者应及时与医生沟通，服药后及时复诊，反馈病情变化、药物疗效、不良反应等。

（五）药物剂量调整原则

用药时一般结合耐受性评估，通常从较小的起始剂量开始，在1～2周内逐渐加量达到有效剂量。因抗抑郁药物并非立刻起效，多需要1～2周时间才起效。如果患者服用抗抑郁药2周后没有明显改善，且药物剂量有上调空间，可能需要增加药物剂量；对表现出一定疗效的患者，可以维持相同剂量的抗抑郁药治疗至4周，再根据疗效和耐受性决定是否进行剂量调整。

（六）换药原则

如果抗抑郁药的剂量达到个体能够耐受的最大有效剂量或足量至少4周仍无明显疗效，即确定药物无效并需要换药。换药可在不同种类之间，也可以在相同种类间进行；但是如果已经使用两种同类的抗抑郁药无效，建议医生换用不同种类的药物治疗。

（七）停药原则

对再次发作风险很低的患者，维持期治疗结束后在数周内逐渐停药；如果存在残留症状，最好不停药。患者在停药前需征求医生的意见。在停止治疗后2个月内复发危险最高，应在停药期坚持随访，仔细观察停药反应或复发迹象。

建议抑郁障碍患者及家属及时总结、识别复发症状，必要时尽快就诊，咨询医师意见。

（八）联盟治疗原则

由于目前对抑郁障碍诊断的客观指标相对不足，临床诊断的确立在很大程度上依赖完整真实的病史和全面有效的精神检查，而彼此信任、支持性的医患联盟关系有助于患者在治疗过程中提高依从性。患者家属应与医生建立密切的合作关系，最大限度调动患者的社会支持系统，形成广泛的治疗联盟，提高患者的治疗依从性。

（九）治疗共病原则

治疗共病原则为积极治疗与抑郁发作共病的焦虑障碍、躯体疾病与物质依赖等。

二、抑郁障碍的药物治疗

药物是治疗抑郁障碍最常用的方式。药物虽非病因治疗，却可以减少复发风险，尤其对于既往有发作史或家族史、女性、产后、伴慢性躯体疾病、缺乏社会支持和物质依赖等高危人群的治疗有显著效果。

（一）抗抑郁药物

抗抑郁药是消除病理情绪低落、提高情绪，用以治疗抑郁障碍性疾病的精神药物。它并不像精神振奋剂那样只能消除病理性抑郁情绪而并不提高正常人的情绪。常用的抗抑郁药物包括:①5-羟色胺再摄取抑制剂:氟西汀、舍曲林、帕罗西汀、氟伏沙明、西酞普兰、艾司西酞普兰等。②5-羟色胺和去甲肾上腺素再摄取抑制剂:度洛西汀、文拉法辛。③其他药物:曲唑酮、米氮平、阿戈美拉汀、伏硫西汀、黛立新等。

(二)中草药

目前,在我国获得国家药品监督管理局正式批准治疗抑郁障碍的药物还包括中草药,主要治疗轻中度抑郁障碍,主要包括:①贯叶连翘提取物片:是从贯叶连翘中提取的一种天然药物。②疏肝解郁胶囊:是由贯叶金丝桃、刺五加复方制成的中成药胶囊制剂,治疗轻中度单相抑郁障碍属肝郁脾虚证者。③巴戟天寡糖胶囊:治疗轻中度抑郁障碍中中医辨证属于肾阳虚证者。

(三)治疗中可能出现的不良反应

不同抗抑郁药的常见不良反应也有所不同。常见的不良反应有使人困倦、口干、视物模糊、便秘、心跳加快、排尿困难和体位性低血压。这类不良反应一般不影响治疗,患者在治疗过程中可逐渐适应。严重的心血管不良反应、尿潴留和肠麻痹少见。过量用药可致急性中毒甚至死亡。最新研究还证明,抗抑郁药可增加脑出血风险。发生这些不良反应时,患者应立即与医生沟通,考虑减少药物剂量、停药或更换其他抗抑郁药物,并采取对症治疗措施。

（四）撤药综合征

抗抑郁药的撤药综合征通常出现在大约20%的患者中，在服用一段时间的抗抑郁药后骤然大幅度减药或停药时发生。几乎所有种类的抗抑郁药都有可能导致撤药综合征。撤药综合征的发生与使用药物时间较长、药物半衰期较短有关，通常表现为流感样症状、精神症状及神经系统症状等。

三、抑郁障碍的心理治疗

对于抑郁障碍患者，可采用的心理治疗主要有支持性心理治疗、认知行为治疗、动力性心理治疗、人际心理治疗以及婚姻家庭治疗等。心理治疗对于轻中度抑郁障碍的疗效与抗抑郁药疗效相仿，但对严重的或内源性抑郁往往不能单独使用，需在药物治疗基础上联合使用。

（一）支持性心理治疗

一般而言，支持性心理治疗可适用所有就诊对象。各类抑郁障碍患者均可采用或联用，通过倾听、安慰、解释、指导和鼓励等方法帮助患者正确认识和对待自身疾病，使患者能够主动配合治疗。此治疗通常由医生或其他专业人员实施。

（二）认知行为治疗

认知行为治疗方法可矫正患者的认知偏差，达到减轻症状，改善患者应对能力，最终减少疾病复发的目的。对于症

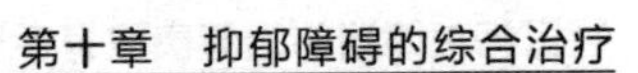

状相对较轻的抑郁障碍患者，认知行为治疗可有效缓解其急性期症状。

（三）精神动力学治疗

精神动力学治疗是在经典的弗洛伊德精神分析治疗方式上逐步改良和发展起来的一类心理治疗方法，根据治疗时长可简单分为长程和短程两大类。精神动力学的短程心理治疗可用于治疗抑郁障碍的某些亚型，目前推荐用于治疗抑郁障碍的精神动力学心理治疗主要为短程疗法：一般每周1次，共10～20次，在治疗结束前一般安排2～3个月的随访，期间逐渐拉长会谈见面的间歇期。

（四）人际心理治疗

人际心理治疗主要处理抑郁障碍患者的人际问题，识别抑郁的促发因素（包括人际关系丧失、角色破坏和转变、社会性分离或社交技巧缺陷等），处理患者当前面临的人际交往问题，使患者学会把情绪与人际交往联系起来，通过适当的人际关系调整和改善来减轻抑郁，提高患者的社会适应能力。抑郁障碍的急性期治疗通常为1～2次/周，50～60分钟/次，共持续12～20周；维持治疗常为1次/月，可持续几年。然而该疗法起效较慢，患者的社会功能可能需经过数月的治疗或治疗结束后数月才得以改善。

（五）婚姻家庭治疗

婚姻家庭治疗可改善康复期抑郁障碍患者的夫妻关系

和家庭关系，减少不良家庭环境对疾病复发的影响。抑郁障碍患者常有婚姻和家庭方面的问题，这些问题可能是疾病引起的后果，也可能是增加疾病易感性的因素，还可能延误患者的康复。婚姻治疗以促进良好的配偶关系为目标，重点为发现和解决夫妻之间的问题。家庭治疗是以家庭为对象实施的团体心理治疗，旨在改善家庭的应对功能。其特点为非着重于家庭成员个人的内在心理分析，而是将焦点放在家庭成员的互动关系上，从家庭系统角度解释个人的行为与问题，个人的改变有赖于家庭的整体改变。

（六）艺术治疗

艺术治疗是以艺术活动为中介的一种非言语性心理治疗。艺术治疗包括美术治疗、音乐治疗、舞蹈治疗、陶艺治疗、心理剧治疗等多种形式。

四、抑郁障碍的物理治疗

物理治疗抑郁障碍也是一种不错的选择，相关研究显示，物理治疗既可与药物治疗、心理治疗协同促进患者康复，又可在抑郁障碍全病程治疗中发挥积极的意义。物理治疗主要以声光电磁等技术为载体，借助生物-物理的方式，主动或被动调控相关脑功能区，起到改善神经电活动、诱导突触传递效应、影响神经递质分泌、增进脑网络功能连接、协调左右脑皮层兴奋性等作用。

临床常见物理治疗有侵入性和非侵入性之分：侵入性的

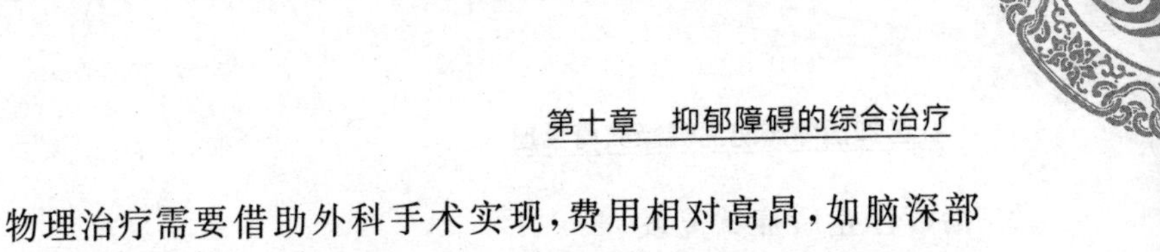

物理治疗需要借助外科手术实现，费用相对高昂，如脑深部电刺激技术、迷走神经电刺激技术；非侵入性的物理治疗相对应用更为广泛，依从性、接受度高，如电休克、磁休克、经颅磁刺激、经颅电刺激、经颅超声刺激等。

（一）电休克治疗（electric convulsive therapy，ECT）

ECT是给予中枢神经系统适量的电流刺激，引起患者短暂意识丧失和全身抽搐发作，对精神症状有治疗作用的一种方法。电刺激前给予静脉麻醉并注射适量肌肉松弛剂，可使抽搐发作不明显，称为改良电休克治疗（modified electric convulsive therapy，MECT），是目前使用的主要形式。MECT可快速有效地治疗抑郁障碍，并可明显降低患者自杀死亡率。治疗后，患者能够正常工作，对生活影响较小。

1.在抑郁障碍中，MECT的适应证

（1）严重抑郁，有强烈自伤、自杀企图及行为者，以及明显自责自罪者。

（2）拒食、违拗和紧张性木僵者。

（3）极度兴奋、躁动、冲动伤人者。

（4）抗抑郁药物治疗无效或对药物治疗不能耐受者。

2.MECT的禁忌证

MECT的禁忌证包括严重脑器质性疾病及躯体疾病，急性全身感染和发热等。

一个疗程的MECT通常要做8～12次治疗，根据病情及严重程度可适当增减。MECT应与抗抑郁药合并使用，避免治疗停止后症状复发。

(二)重复经颅磁刺激(repetitive transcranial magnetic stimulation, rTMS)

rTMS是抑郁障碍非药物治疗的重要手段之一,因其无创性而得到逐步推广。rTMS有中度抗抑郁效果,短期内在改善抑郁症状和自杀行为方面均有效。rTMS的最大不良反应是癫痫发作,另外还有头痛、刺激部位皮肤损伤和诱发躁狂等。治疗后,10%~30%的患者会出现头痛,但持续时间短、多可自行缓解。安置心脏起搏器的患者不适合使用rTMS治疗。

(三)深部脑刺激(deep brain stimulation,DBS)

DBS是指将脉冲发生器植入脑内,通过释放弱电脉冲刺激脑内相关核团,改善抑郁症状。目前,DBS抗抑郁的确切机制尚不清楚。DBS通常用来治疗难治性抑郁障碍,虽然DBS给难治性抑郁障碍患者带来希望,但目前尚处于试验性治疗阶段。此外,DBS涉及侵入性的脑外科手术,可能存在不良反应和并发症等问题,如感染、出血、围术期头痛、癫痫等。

五、其他治疗

对于季节性抑郁障碍的患者,光照治疗具有明确的抗抑郁效果,并且可以增强抗抑郁药物的治疗作用。另外,运动、针灸、中药（如逍遥散、解郁丸）等也可以作为抑郁障碍的辅助治疗方法，具有一定的临床疗效。关于中医治疗抑郁障碍，在本书第十二章予以介绍。

第十一章　抑郁障碍能治愈吗

一、什么叫"治愈"？

治愈分为两种——临床治愈和完全治愈。

临床治愈：指疾病存在但可以得到控制，不表现相应症状和体征。例如，高血压、糖尿病目前不能完全治愈，但血压或血糖控制在正常范围内，就是临床治愈。

完全治愈：彻底清除致病源、根本原因和症状，不复发。

二、抑郁障碍能治愈吗？

临床上认为，抑郁障碍治愈的指标：接受至少9个月的专业治疗后主要症状均消失，并持续2～3个月不再有明显的病理特征出现，即患者的幸福感能够保持在一个正常水平。可以通过各种治疗方法将症状和体征控制住，不影响正常生活工作，就是"临床治愈"。抑郁障碍通过及时、规范的治疗，可达到临床治愈。

三、抑郁障碍多久能治愈?

急性期治疗严重抑郁障碍时,一般药物治疗2～4周开始起效,巩固期治疗至少4～6个月,首次抑郁发作维持治疗为3～4个月;若有两次以上的复发,特别是起病于青少年、伴有精神病性症状、病情严重、自杀风险大、有家族遗传史的患者,维持期至少为2～3年;多次复发者建议长期维持治疗。但不是每个患者都需要这么久,要看具体病程、病情、自救意愿、情感支持系统、治疗的专业度等。抑郁障碍比其他病更复杂,是长年累月多种因素相互作用的结果。抑郁障碍的康复要以"年"为单位,并且多方面做努力。其中,患者的自救意愿起决定性作用。

四、影响疾病康复及复发的不利因素有哪些?

(一)疾病因素

抑郁障碍本身具有反复发作的特点。抑郁发作的终身发作次数与其复发率高度相关。每多发作一次,其复发风险增加16%。首次抑郁发作缓解后,约半数患者不再复发,但3次发作,未接受维持治疗的患者,今后的复发风险几乎是100%。抑郁障碍的发作模式和特点,如发病年龄早、心境障碍家族史、既往多次发作、抑郁障碍严重、双重抑郁、抗抑郁药效果不佳、合并人格障碍、残余症状持续存在等都是抑郁

复发的危险因素。

(二)社会心理因素

社会心理应激或功能缺陷,如负性生活事件(如丧偶、婚姻不和谐、失业、人际困难、躯体疾病等)等均可导致抑郁障碍的发生。而患者罹患抑郁障碍后,又会导致一系列的社会、家庭、婚姻、工作、人际关系、经济等方面的改变。如果缺乏心理社会支持系统,这些改变可能构成又一次的心理社会应激源,阻碍疾病的康复,增加复发风险。

(三)治疗依从性因素

治疗依从性是指患者服药、饮食生活方式、行为符合医学建议或健康教育指导的程度。抑郁障碍患者依从性差的原因包括:

(1)抑郁障碍患者往往对疾病恢复的态度表现得过度悲观,在急性期,抑郁障碍患者可能会缺乏动机,不能很好地接受治疗。

(2)患者缺乏对抑郁障碍疾病知识的了解,自己认为已经痊愈,或认为长期服药对身体有害,故不愿坚持治疗而自行停药。

(3)抑郁障碍患者因担心公众的歧视和偏见,以及不满自身所处的疾病状态,常有病耻感,因此拖延或掩饰病情,造成不能及时就诊,影响治疗效果。

(4)家庭成员对患者抱有偏见和不理解,或因为亲人的“精神病”产生病耻感,从而不愿面对亲人患病的现实,回避

陪同患者就诊及督促患者坚持治疗。

(5)患者家属对疾病认识不充分或不正确，或轻信不真实的医疗广告，未能及时带患者就诊并征求医生的意见，自作主张停药或改变治疗方案，导致疾病复发。

(6)治疗效果不佳和治疗后的残余症状会严重影响患者的治疗依从性。患者常常因为难以忍受药物的不良反应而停药(常见的不良反应包括体重增加、性功能障碍、认知迟钝、镇静或疲乏等)，或者因为长期存在的抑郁残余症状导致患者对治疗缺乏信心而停止治疗。

(7)复杂而不方便的治疗方案，如用药次数多，不同药物的用药时间不一致等，常导致患者多次漏服药物，影响治疗效果，甚至使患者无法坚持治疗。

(8)治疗的经济负担过重。精神疾病导致患者的社会功能和经济收入下降，无论是药物治疗还是心理治疗，费用过高都可能导致患者终止治疗。

第十二章　中医角度认识抑郁障碍

在中医学中，没有专门提及“抑郁障碍”的病名，但是中医学古籍所记载的“癫证”“郁病”“百合病”“脏躁”“梅核气”等病证表现，与抑郁障碍有相似之处。

中医学认为抑郁障碍是由于情志不舒、气机郁滞，以致心情抑郁、情绪不宁、胸部满闷、胁肋胀痛，或易怒易哭，或咽中如有异物梗塞等症为主要临床表现的一类病证。

一、病因病机及临床特征

抑郁障碍的病因总属情志所伤，发病与肝的关系最为密切，其次涉及心、脾，肝失疏泄、脾失健运、心失所养、脏腑阴阳气血失调是抑郁障碍的主要病机。

（一）病因病机

1.情志失调

七情，是指喜、怒、忧、思、悲、恐、惊，是中医学对情绪的特有称谓，用以概括人类所有的情感活动，是人体的生理和心理活动对外界环境刺激的不同反应，属于人人皆有的情绪体验。

人体在应答外界环境中的各种刺激时，有度地发泄，可以疏泄脏腑气机，有利于气血调和，是一种正常的情绪体验。情志因素中，恼怒、忧愁、求之而不得等情绪，待伏积到一定程度后，超过了人体的承受限度，则可损伤相应之脏；或加重原有的情志失调，相互胶着，使病情更加复杂，影响疾病的发展及预后转归；在气血津液层面，情志过用或不及最先影响机体的气机变化，使气机失调，疾病由此发生。

七情过极，刺激过于持久，超过机体的调节能力，导致情志失调，尤其以悲、忧、恼怒、思虑最容易导致本病。若恼怒伤肝，气失疏泄，可导致肝气郁结。气郁日久化火，则为火郁；气滞血瘀则为血郁；谋虑不遂或者忧思过度，久则伤脾，脾失健运，食滞不消而蕴湿、生痰、化热等，则可又出现食郁、湿郁、痰郁、热郁等。

2.体质因素

原本肝旺，或体质素弱者，复加情志刺激，肝郁抑脾，饮食渐减，气血生化乏源，日久必气血不足，心脾失养，或郁火暗耗营血，阴虚火旺，心病及肾，而致心肾阴虚。

综上所述，七情内伤为抑郁障碍主要原因，素体虚弱或性格内向、肝气易结者为抑郁障碍发生的体质因素。忧思郁怒、精神紧张、过度思虑、悲哀愁忧等情志刺激，均可使肝气郁结，脾失健运，心神受损，渐至脏腑气血阴阳失调而成抑郁障碍。

(二)临床特征

(1)抑郁障碍起病可急可缓。情志刺激突然而强烈,至肝气骤结,则起病较急;情志所伤相对和缓,如忧愁思虑日久致郁,则起病较缓。

(2)病位以肝、心、脾为主。

(3)病性初病多实,渐至虚实夹杂,久则以虚为主,虚中夹实。

(4)病机以气机郁结为主;进一步可兼见血瘀、痰阻、湿郁、食滞、火郁等;终可伤及脏腑,致气血阴阳虚弱,以肝心脾虚为常见。

(5)病机转化:抑郁障碍初起常是以七情所伤致肝失条达,疏泄失司,气郁气滞为主要病机。肝体阴用阳,内寄相火,气郁日久化热化火可致肝经气机郁滞,火热内郁或郁火上逆,燔灼三焦,火热伤阴耗血可致阴血亏虚或阴虚火旺之候;郁火迫逆,血络受损,还可致热迫血行诸症;肝藏血,主疏泄,肝郁气滞,血行不畅可致血瘀证;女子以肝为先天,肝郁气滞血瘀,水津运行不畅,可兼见月经不调、不孕,经前、经期水肿等症;肝气郁滞,横逆克犯脾胃,或致脾胃升降失常,运化失司之木旺克土证;肝郁化火,上逆犯肺,致肺失肃降,木火刑金之木反侮金证;思虑劳倦伤脾,肝郁伤及脾胃,气机升降失常,受纳消磨水谷乏力,食滞不化可致食郁;水湿津液失于运化敷布则成湿郁;湿聚为痰,又致痰郁。痰、湿、食困脾,重伤脾气,气虚不运,中焦气机失和失畅,脾气不升,胃气不降又可致肝失疏泄条达,出现所谓土壅木郁,土虚木郁,木不疏土之证。脾胃运化失司，气血生化乏源，日久可致心脾两虚之证。肝郁日久化火伤阴耗血，脾生化气血功能失健，阴血亏损可致营血不足，心神失养之抑郁障碍；阴血虚少，肝体失柔可致肝阴亏虚，肝阳偏亢之证。

二、辨证要点

(一)主证

抑郁障碍的主证以心情抑郁、情绪不宁、善太息、胁肋胀满疼痛为主要临床表现，或有易怒易哭，或有咽中有异物感、吞之不下、吐之不出的特殊症状。

(1)辨病位。辨别受病脏腑之标本主次。抑郁障碍见精神抑郁、胸胁不舒、喜叹息者，病位主要在肝；若兼愁思忧虑、不思饮食、神疲乏力，则病位在脾；若症见心悸胆怯、坐立不安、食少乏味、烦闷难眠，则病位在肝与心，以心为主。

(2)辨病性。若症见胁痛、胸闷、善叹息，甚则嗳气、腹胀气攻者，病变以气滞为主；面色黧黑阴郁，胁部刺痛且固定不移，舌紫暗或有瘀斑者，属血瘀内阻；若症见烦躁易怒、口干苦或目赤者，病性属火；若症见头昏沉思睡、胸闷痞塞、身重懒言者，病性属痰湿。上述诸证均属实证。而筋惕肉瞤、头晕目干、神疲健忘、神形恍惚诸症，病性属阴血虚；若症见忧思多虑、气短懒言、食欲缺乏、少寐健忘，或心悸胆怯等，则病性属气虚、血虚。

（二）病史

患者有愤怒、忧愁、焦虑、恐惧、悲哀等情志内伤的病史，病情的发作与消极情绪密切相关。

（三）发病特点

本病男女均可发病，多发生于女性。

三、相关检查

结合病情进行相关检查，本病常无异常表现。

如以咽喉症状为主要表现，需做咽部的检查。如有吞之不下、吐之不出的症状，则需要做食道的X线及内窥镜检查。脏躁的临床表现与西医的癔症关系密切，则需要与精神分裂症相鉴别，后者具有思维障碍、知觉障碍和性格改变等症状，如被控制感、被洞悉感、幻听、原发性幻想等。

抑郁量表、焦虑量表测定有助于本病的诊断及鉴别诊断。患者各系统检查及辅助检查正常，可排除器质性疾病。

四、治疗原则

抑郁障碍的原因在于情志内伤，因此在治疗开始时以移情易性、调畅情志等心理疗法为主；而后根据病机情况，以疏通气机开郁，并根据兼证而采用活血、降火、祛痰、化湿、消食等法。虚证则应根据损及的脏腑及气血阴精亏虚的不同情况而补之,或养心安神,或补益心脾,或滋养肝肾。对于虚实夹杂者,当根据虚实的偏重而兼顾。最终形成以人为本、以健康为导向的病因干预方案。

治疗可根据病情及患者的耐受情况,选择中医内治法、中医外治法等。中医内治法包括中药内服、养生保健茶疗法,中医外治法包括针灸、推拿、中药熏蒸、音乐疗法等。

五、分型论治

(一)肝气郁结证

1.症状

患者精神抑郁、情绪不宁,胸部满闷,胁肋胀痛,痛无定处,脘闷嗳气,不思饮食,大便不调,苔薄腻,脉弦。

2.分析

情志不遂、精神刺激、郁怒伤肝或其他病邪侵犯导致肝失疏泄、气机郁滞。肝气不舒,情志失调,则精神抑郁、情绪不宁;肝气郁结,经气不利,可见胸胁、少腹胀满疼痛,走窜不定;肝气郁结,气血失和,冲任失调,妇女可见乳房胀痛、月经失调、痛经或者闭经;肝气郁结,克犯中焦脾胃,则可见嗳气、不思饮食、大便不调;肝气郁结持续发展可导致水液和血液运行障碍,日久则容易生痰致瘀,若痰气搏结于咽喉,可见咽部异物感,搏结于颈部,可见瘿瘤、瘰疬,气血瘀阻于胁下,日久可见肿块。

3.治法

疏肝解郁，理气畅中。

4.方药

柴胡疏肝散加减。药物组成：柴胡、醋陈皮、川芎、白芍、枳壳(麸炒)、炙甘草、香附、麦芽等。

若胁肋疼痛较甚，酌加当归、郁金、乌药等以增强行气活血之力；嗳嗳频多，加旋覆花、代赭石、陈皮、半夏以平肝和胃降逆；胸胁刺痛，舌暗或有紫斑瘀点，加延胡索、川楝子、桃仁、郁金、降香、赤芍、红花，以活血通络止痛；妇女经血瘀滞、经前乳胀腹痛，加当归、丹参、桃仁、川芎、丹皮、红花、延胡索、益母草等，活血调经。

5.中医外治法

(1)艾灸膻中穴、至阳穴：取膻中穴、至阳穴，穴位隔姜片，艾灸3～5壮，艾灸后啜饮温水1000 mL。

(2)药浴疗法：可选择家用熏蒸仪，选择制吴茱萸粉6 g、花椒(制粉)6 g、冰片2 g，熏蒸30分钟。

注意事项：①年高体弱者、孕妇、儿童、低血压者等禁用。②熏蒸前后多服用温水，大约2000 mL。

(3)芳香疗法：使用檀香、苏合香等，居室香疗。

(4)自我穴位按摩：每晚睡觉前，可选择按摩肝经。可以从大腿根部推向膝盖，或者拍打两胁肋部，每个部位约3分钟。此外，工作空闲时间可以伸伸懒腰、压压腿、转腰、扩胸等，因为肝主筋，锻炼筋有助于强化肝的生理功能。

6.情志调理

肝气郁结是情志之病，首先要注意精神上的调适。在治

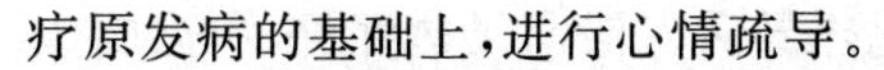
疗原发病的基础上，进行心情疏导。

医生对患者要尊重、同情，在感情上给予支持、理解，使患者充分信任；同时鼓励患者可以找家人、朋友或者心理科医生进行开导，排除思想的苦闷，抒发自己心中的不满及郁结，比如诉说、喊山、哭泣等；或者配合音乐疗法，多听能够让人心情愉悦的音乐；或者多出去走一走，投身于大自然的怀抱，多接触美好的事物，转移注意力，身心放松，保持思想的开朗，心情舒畅，精神愉快。

7.日常调理

(1)饮食宜清淡，忌肥腻及黏滞之品。可以食用一些疏肝理气的食物，如芹菜、茼蒿、西红柿、萝卜、橙子、柚子、柑橘、佛手等。

(2)平时可以酌情选用疏肝理气的药物代茶饮，如玫瑰花茶、茉莉花茶、薄荷茶、佛手茶、柚子茶等，有一定的疏肝解郁的疗效。

(3)肝气郁结的患者要养成良好的作息习惯，充足的睡眠是保持旺盛的精神的基本保证，所以要每天早睡早起，保证精力充沛。

(二)气郁化火证

1.症状

患者性情急躁易怒，胸胁胀满，口苦而干，或头痛、目赤、耳鸣，或嘈杂吞酸，大便秘结，舌质红，苔黄，脉弦数。

2.分析

情志不遂、精神刺激、郁怒伤肝或其他病邪侵犯导致肝

失疏泄、气机郁滞,久而化热导致气滞与火热并见,所以临床表现为肝气郁滞及化热表现。肝火旺盛表现为性情急躁易怒,目赤、耳鸣、大便秘结等症状。

3.治法

疏肝解郁,清肝泻火。

4.方药

丹栀逍遥散加减。常用药物:丹皮、栀子、当归、白芍、柴胡、茯苓、白术、甘草、薄荷、生姜、龙胆草、大黄、黄连、吴茱萸、菊花、钩藤、刺蒺藜。

热势较重,口苦,大便秘结者,可加龙胆草、大黄泻热通腑;肝火犯胃而出现胁肋疼痛、口苦、嘈杂吞酸、嗳气、呕吐者,可加黄连、制吴茱萸清肝泻火、降逆止呕;肝火上炎导致头痛、目赤、耳鸣者,可加菊花、钩藤、刺蒺藜清热平肝。

5.中医外治法

(1)拔罐、刮痧,可配合耳尖放血:可选择前胸部,沿肋间隙从内向外刮痧;选择后背部拔罐(游走罐、留罐),并耳尖放血,使邪有出路。

(2)芳香疗法:可选择檀香、沉香等,居室香疗,调畅情志。

6.情志调理

对患者要有耐心,对于患者有时表现出的蛮横不讲理,要理解,避免正面冲突,让患者抒发自己心中的不满及郁结。病区环境布置要雅静舒心,宜空旷、通风。

7.日常调理

(1)治疗气郁化火证,可从饮食入手。饮食上以清淡的

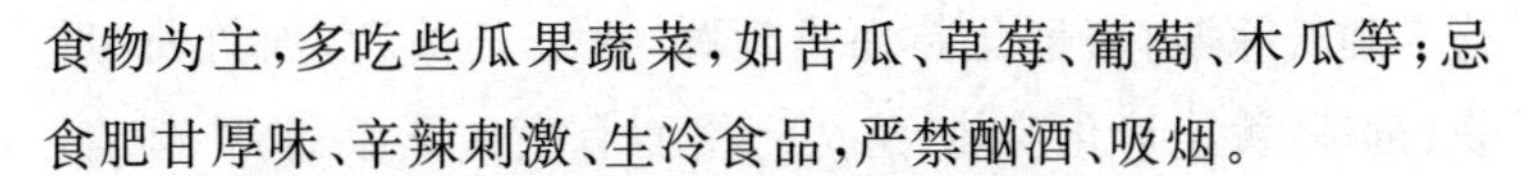

食物为主，多吃些瓜果蔬菜，如苦瓜、草莓、葡萄、木瓜等；忌食肥甘厚味、辛辣刺激、生冷食品，严禁酗酒、吸烟。

(2)所处室温宜偏低，相对湿度宜偏高。

(3)加强锻炼，多参加户外活动，可通过如散步、慢跑、太极拳、八段锦、静坐、瑜伽等运动配合其呼吸方式放松身心。

(4)宜进食清凉泄肝火的食品，如薄荷茶、菊花茶、决明子茶、夏枯草茶、绿豆汤、西瓜汁、黄瓜汁等。

(三)痰气郁结证

1.症状

患者精神抑郁，胸部闷塞，胁肋胀满，咽中如有物梗塞，吞之不下，吐之不出，或见咳嗽有痰，或吐痰而不咳嗽，或兼胸胁刺痛；舌质淡红，苔白腻，脉弦滑。

2.分析

谋虑不遂或忧思过度，久郁伤脾，脾失健运，食滞不消而生痰，导致痰气郁结，证候表现有气机郁结及痰液内阻两个方面。气机郁结则表现为：精神抑郁，胸部闷塞，胁肋胀满，胸胁刺痛等。痰液内阻表现为：咽中如有物梗塞，吞之不下，吐之不出，或见咳嗽有痰，或吐痰而不咳嗽。

3.治法

行气开郁，化痰散结。

4.方药

半夏厚朴汤加减。常用药物包括半夏、胆南星、茯苓、贝母、枳实、厚朴、青皮、陈皮、苏叶、郁金等。

湿郁气滞而兼胸脘痞闷，嗳气，苔腻者，加香附、佛手片、

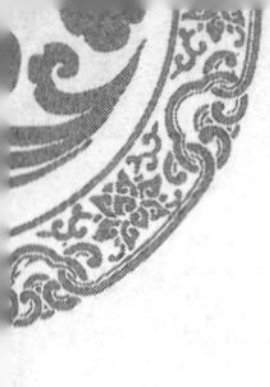

苍术理气除湿；痰郁化热而见烦躁，舌红苔黄者，加竹茹、瓜蒌、黄芩、黄连清化痰热；病久入络而有瘀血征象，胸胁刺痛，舌质紫暗或有瘀点瘀斑，脉涩者，加郁金、丹参、降香、姜黄活血化瘀。

5.中医外治法

(1)督灸，后背正骨疗法：需要在有操作资质的医疗场所进行督灸及后背部正骨疗法。

(2)芳香疗法：使用苏合香，居室香疗。

(3)音乐疗法：可使用颂钵疗法，选用小钵，利用声波的作用，作用于人体气机的运行。

6.情志调理

(1)向患者耐心解释本病的特点，使其消除不必要的顾虑，减轻心理负担，有利于康复。

(2)告知患者，转移注意力为首要任务，要以开朗的情绪影响患者，唤起其兴趣和信心，用安慰性的语言进行针对性劝解，鼓励患者积极参加活动以转移其注意力，如散步、打太极拳等。

7.日常调理

(1)饮食宜清淡，戒除烟酒，忌肥甘厚腻等助湿生痰之品；可适量食用萝卜，促进气机运行、宽解脾胃、通便排气。胃肠道蠕动快者，可以防止食物堆积在脾胃生痰。

(2)日常可适量服用具有化痰作用的药物，但不可过量使用，以免过量化痰伤阴液。痰有寒痰和热痰之分，寒痰用性温的化痰食物，热痰用性寒的化痰食物。具有温化寒痰作用的食物有紫苏子、桂花、洋葱等。此类食物性温燥，切记，痰中带血及阴虚内热者不宜食用。具有清热化痰作用的食物包括竹笋、冬瓜子、海带、芥菜、干冬菜、胖大海、罗汉果、柿子、枇杷、无花果等。此类食物性寒凉，脾胃虚寒，受凉后易腹泻、腹痛者禁止食用。

(3)可以选择橘皮、普洱同时泡饮，可增加理气、化痰之功效，助气机运行。

(四)心脾两虚证

1.症状

患者多思善疑，胆怯易惊，善悲易哭；头晕，心悸，失眠，健忘，神疲，纳差，腹胀，便溏，面色不华；舌质淡，苔薄白，脉细弱。

2.分析

心脾两虚证的原因主要有：

(1)过度劳累：思虑过度，不断损耗人体气血，劳伤心脾，脾胃功能受损，吸收能力降低，气血得不到补充，日久心血亏虚，脾气不足。

(2)饮食因素：过食肥甘厚腻、不按时吃饭或饮食不干净等多种问题，可导致脾胃功能受损，吸收能力降低，气血得不到补充，日久心血亏虚，脾气不足。

(3)慢性失血：慢性出血性疾病导致人体血液不断丢失，不断损耗人体气血，心脾等不到气血养护，日久心血亏虚，脾气不足。

患者心血亏虚，心神失养，神不守舍，故失眠健忘，兴趣缺乏，头昏易惊，善悲易哭。脾气虚则倦怠乏力，脾虚健运失

职，则腹胀便溏。面色淡白或萎黄，舌淡苔白，脉细弱，均为气血不足之象。本证以失眠健忘，兴趣缺乏，心悸怔忡，面色无华，舌淡，脉细弱为辨证要点。

心脾两虚严重者可出现气虚血脱的垂危表现，可见心跳过快、面色苍白、大汗淋漓、脉微细欲绝（脉搏微弱几乎感觉不到）等。

3.治法

健脾养心，补益气血。

4.方药

归脾汤加减。常用药物：当归、丹参、白术、阿胶、桂圆肉、枣仁、柏子仁、黄芪、人参、白芍、白扁豆、炙甘草、大枣等。

患者若脾胃虚甚，食少便溏，加薏苡仁、芡实、砂仁以健脾止泻；若见大便干结，加郁李仁、火麻仁以润肠通便；气短、自汗甚者，加浮小麦以收涩止汗；若兼见心惊不宁，夜梦易惊，加珍珠母、琥珀末以镇心安神；若兼见心悸怔忡、心胸疼痛隐隐，宜加丹参、赤芍、益母草以活血宁心止痛；若兼见血虚及阴，致心脾气阴两虚，症见心悸怔忡、神疲乏力外，还会出现口干咽痛、午后潮热、手足心热等症，加银柴胡、胡黄连、山药、白芍以清虚热益脾阴。

5.中医外治法

（1）选择肚脐、足三里两处，进行艾灸，局部穴位隔姜片艾灸，3～5 壮，至皮肤红晕为度，可健护脾胃。

（2）自我按摩：选择按摩内关、神门、照海、三阴交、足三里等穴位，以出现酸胀感为宜，每次按压 5～10 分钟，每日一次。

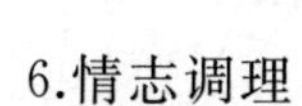

6.情志调理

心脾两虚的治疗周期一般为2～5个月，但受病情严重程度、治疗方案、治疗时机、个人体质等因素影响，可存在个体差异。因此，在治疗过程中，要以稳定患者情绪为主。此类患者易多愁善感，情绪低落甚至有自杀倾向，为防止意外出现，护理人员应首先与患者建立良好的人际关系，取得其信赖，追踪观察患者每一个反常现象，同时必须加强行为和思维监控，恰当使用暗示方法。保持病房环境安静、温暖、避风和向阳。

7.日常调理

(1)保持良好的饮食习惯。饮食要规律，避免暴饮暴食；避免生冷、油腻、不易消化的食物，严禁吸烟、酗酒；饮食富于营养，多食易消化、松软可口的食品；食欲较好后，可适当增加瘦肉、猪肝、豆制品等食品；甘肥黏腻之品戒吃，以免损伤脾胃功能，使疾病加重。

(2)保持心情舒畅，精神愉快，避免不良精神刺激和过度情绪波动；心态放松，适度用脑，不可过于劳心费力；保持乐观的心态。

(3)保持良好的生活习惯，保持居住环境安静、宽敞、舒适、温度适宜；注意劳逸结合，重视体育锻炼，如散步、做操，练习五禽戏、八段锦、太极拳等。

(4)患者表现为食少便溏时，除少进肥甘厚味及甜腻之品外，如果水泻量多，应适当多饮糖盐水，注意腹部的保暖等。

(5)平日可用山药、大枣、粳米、龙眼肉适量，煮粥服用，

有补益心脾、安神、益脾、养心之功用。

综上所述，心脾两虚证的转归与预后，与体质的强弱、能否解除致病原因、是否得到及时正确的治疗以及护理等因素有密切关系。病情较轻者，经及时诊断与治疗，一般恢复良好，甚至可治愈。而重症患者病情较顽固，治疗可能棘手，治愈困难。治疗后，若患者仍存在过度劳累、饮食不节等情况，则可能再次出现心脾两虚。

（五）心肾阴虚证

1.症状

患者情绪不宁，烦躁易怒；心悸，健忘，失眠，多梦，五心烦热，盗汗，口咽干燥；舌红少苔，脉细数。

2.分析

本证多由于长期思虑太过或是房劳伤肾，导致阴虚火旺，扰乱心神而致。阴虚火旺，心神被扰，故情绪不宁，烦躁，易惹；阴精亏损，虚热内生，则见五心烦热，口干，咽燥；舌红少苔，脉细数，均为阴虚火旺之象。本证以情绪不宁，烦躁，口干咽燥，舌红少苔，脉细数为辨证要点。

3.治法

滋养心肾。

4.方药

天王补心丹加减。常用药物：生地、玄参、天冬、麦冬、人参、炙甘草、茯苓、酸枣仁、丹参、当归、远志。

心神不宁者，加磁石（先煎）、炒枣仁；汗出较多者，加五味子；肾阴虚腰膝酸软者，加牛膝、桑寄生；脾虚泄泻者，加怀

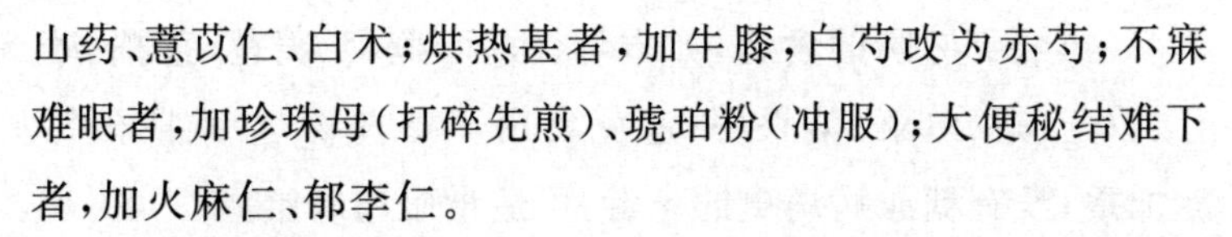

山药、薏苡仁、白术；烘热甚者，加牛膝，白芍改为赤芍；不寐难眠者，加珍珠母（打碎先煎）、琥珀粉（冲服）；大便秘结难下者，加火麻仁、郁李仁。

5.中医外治法

（1）自我按摩法：可选用极泉、合谷、三阴交、涌泉、复溜等穴位，每天揉按3～5次，每次2～3分钟，以产生酸胀感为宜。此法具有补肾益阴，交通心肾的功效。

（2）足浴：选用制吴茱萸粉10 g、大黄粉10 g、冰片2 g，煮沸后凉至适宜温度足浴，恒温39～41 ℃，以自我耐受为度，避免烫伤，汗微出即可。足浴时服用温开水适量，取引热下行之功效。

（3）艾灸：取涌泉穴，艾灸，3～5壮，取温补下焦、引热下行之功效。

6.情志调理

该类患者病程长、自信心低、易出现自杀倾向，以怡情易性为护理原则，注意加强患者的自信心，减轻患者负性情绪刺激，多鼓励，帮助其回顾自己的优点。宜把患者安排在环境安静、不易受惊吓、护理人员易观察的房间。

7.日常调理

（1）首先饮食起居要正常，要进行适当的锻炼，早睡早起，不要熬夜。

（2）室内温度宜略低，不要在高温酷暑下工作，注意保持室内安静，以利患者静心休息。

（3）不要过度进行性生活，避免浓茶，减少运动量，运动以舒缓为主。

(4)给予滋阴的食物,如木耳、银耳、燕窝、莴苣、莲藕、荸荠、香菇、梨、白菜、苹果等;避免食用辛辣食物,导致阴液亏耗加重;没有糖尿病病史的患者,可适量服用蜂蜜。

(5)夜间就寝前用热水泡脚,以利睡眠。

(6)平素可间断服用六味地黄丸、知柏地黄丸等;可以酒黄精、山药、陈皮等煎汤服用,以补养阴液。

六、预防和调护

(1)抑郁障碍发病,主要因情志内伤致病。因此,保持心情舒畅,情绪稳定是预防的前提。平素尽量避免精神刺激,心情抑郁之时,能够"移情易性",留连于名山大川、风光秀美之胜地,寄趣于琴棋书画、诗词歌赋之中,恬惔虚无,无欲则何郁之有?

(2)另外,抑郁障碍的诱发跟个人的心情与精神状态有很大的关系,当一个人长期处于积极乐观的心态中时,那他患上抑郁障碍的概率是很小的。但如果经常处于很压抑的环境或突然遇到很大的打击,没有及时地做好调整,患上抑郁障碍的可能性将增大。

(3)坚持治疗,不可随意停药。抑郁障碍病程长,易于复发,因此,需要坚持用药,在临床症状控制一段时间之后,可以改为丸剂,方便长期服用,或汤剂 1 剂分 2 日服用。

(4)临床诊治时,医生应与患者建立良好的治疗性人际关系,要密切观察自杀的先兆症状,如焦虑不安、失眠、沉默少语,或心情豁然开朗、在出事地点徘徊、忧郁烦躁、拒餐、卧床不起等。护理人员不应让患者单独活动，可陪伴患者参加各种团体活动，如各种工疗和娱疗，在与患者的接触中，应能识别不良动向，给予心理上的支持，使他们振作起来，避免意外发生。

(5)住院患者应安置在护理人员易观察的大房间，设施安全、光线明亮、空气流通、整洁舒适的治疗休养环境中。墙壁以明快色彩为主，并且挂壁画及适量的鲜花，以利于调动患者积极良好的情绪，焕发对生活的热爱。

七、中医心理治疗技术

中医心理学是中医学的分支学科，遵循中医理论体系，在中医学思想指导下，吸取心理学的“影响”，突出中医特色，有别于医学心理学的新兴学科。中医心理学的理论基础源于《黄帝内经》，东汉末年张仲景所著《伤寒杂病论》则为心神疾病的防治确立了完整的体系。以后，又经孙思邈、张从正、李时珍、叶天士等历代医家的阐发运用，世代传承。直至今天，人们仍然用“心主神明”的理论来解释复杂的心理现象，治疗身心疾病。心理学治疗对于精神方面的疾病是尤其必不可少的，并往往能收到比药物治疗更好的效果。中医学历来重视心理因素在治疗中的重要作用，并创立和积累了许多心理治疗的科学方法。

(一)以情胜情法

此法又称情志相胜法。五行学说认为金、木、土、水、火

的顺序依次相胜相克，悲属肺金，怒属肝木，思属脾土，恐属肾水，喜属心火。情志相胜的治疗原理，就是依据五行相胜的制约关系，用一种情志去纠正相应所胜的情志，有效地治疗这种情志所产生的疾病。这就形成悲胜怒，怒胜思，思胜恐，恐胜喜，喜胜悲的情志相胜心理疗法。这种纠正情志异常的方法，是中医精神治疗的原则，也就是"情志相胜"的基本精神。其原理就是有意识地采用另一种情志活动去控制或调节因某种刺激而引起的疾病，从而达到治愈疾病的目的。情志既可致病，又可治病，进一步强调了情志活动对人体影响的认识。正因如此，以情胜情疗法向来为中医学家所重视。《素问·阴阳应象大论》与《素问·五运行大论》都指出"怒伤肝，悲胜怒""喜伤心，恐胜喜""思伤脾，怒胜思""忧伤肺，喜胜忧""恐伤肾，思胜恐"。

（二）移情易性法

"移情"即排遣情思，分散注意，转移思想焦点，从某种情感纠葛中解脱出来。"易性"即改易心志，排除杂念，改变不好的生活习惯，纠正不良的思绪情操。其目的是分散患者对疾病的注意力，把注意力转移到其他地方，或者改变其周围环境，避开不良刺激所在，使其从某种情感转移到另外的人或事上，或者通过谈心、学习使其改变情操。因此，本方法也称移情变气法或转移注意法。最佳的措施为"取乐琴书，颐养神性""看书解闷，听曲消愁"，也就是近代倡导的"音乐疗法""游戏疗法"，即"艺疗"。但移情不可过分抑制情感，仅仅是改变其指向性；易性不是取消个性，而是要纠正其消极情绪，故要掌握“去忧莫若乐”这个关键。《临证指南医案》中说：“情志之郁，由于隐性曲意不伸……盖郁证全在病者能移情易性。”具体方法则因人因病而宜，分别采用不同的方法，如用唱歌、书法、绘画等陶冶情操，从而达到治愈疾病的目的。

（三）以情开导法

医者态度热诚耐心，环境安静无扰，气氛融洽祥和，“告之、语之、导之、开之”，运用语言工具进行说服、解释、鼓励、安慰、保证、开导，使患者讲出“隐私”，吐露真情，解除思想顾虑、紧张消极心理，提高战胜疾病的信心，犹如“心理疏泄”，也称语言开导法。运用此法，医者务必真诚耐心，动之以情，晓之以理，喻之以例，明之以法，使患者获得信任感和安全感方能奏效。

（四）真情暗示法

医者采用含蓄间接的语言、手势、表情、动作等自暗示或他暗示的办法，对患者的心理产生影响，转移和诱导其在无意识中接受医生的治疗性意见，或产生某种信念，或改变其情绪和行为。总之，要患者按医生的要求出现身心反应而达到治疗目的。但“暗示”不等于“欺骗”，否则一旦患者发现自己被愚弄会恼怒不已，反而会加重病情。所以暗示时必须动之以情，以充分的同情心，使患者产生真正的信念。

（五）静情催眠法

本法也称静态安神法。医生指导患者采用参禅、独室静

坐或静卧方法，内忘思虑，外思绿野，摒除杂念，抛弃恩怨，清净宁谧。“恬淡虚无，真气从之，精神内守，病安从来。”（《素问·上古天真论》）如再配合针药或各种方法刺激患者视、听、触觉使其进入睡眠状态，用各种意念自我调整情绪，则效果更佳。

（六）顺情从欲法

《素问·移精变气论》指出：“系之病者，数问其情，以从其意。”这也是心理疗法之一。在人类社会中，衣食住行等是必要的生活物质需求，而这些必要的生活物质愿望得不到满足，就会导致精神情志的改变。抑郁障碍患者的康复离不开家庭、社会的支持，朱丹溪曾说：“传云：饮食男女，人之大欲从焉，所关甚大。饮食之欲，于身尤切。”随着社会物质条件的进步，为实现“顺情从欲”创造了可行性条件。如遇重大生活事件造成情志失常，家人集体的关怀、社会的救济等都是顺情从欲的治疗措施。家人应尽力创造条件，顺从并满足患者意志、情绪、身心需要。由于满足其所求，达到“心平气和”而利于缓解病情。有时限于条件一时难以满足，也应对其想法和要求表示同情、理解、支持和做适度的保证。当然对那些淫欲邪念、放纵无稽的错误欲望和胡思乱想、不切实际的欲望，则不能纵容迁就，而要循循诱导，善意教育，耐心说服。

（七）动情解惑法

《素问·移精变气论》说：“闭户塞牖，系之病者，数问其情，以从其意，得神者昌，失神者亡。”这就是说，要关好门窗，首先取得患者的信任，对患者以同情的态度，向患者详细询问病情，利用劝说开导，使患者如实地吐出真情，将痛苦诉说出来，也是一种“心理疏导”方法。心有疑虑、思想顾虑常是抑郁障碍患者普遍的心态。因此，通过一定方式解除其不必要的疑虑，在心理疗法中占重要位置。此法的应用关键是先要询问患者的疑心、误解、猜测的起因，然后通过直接对话，循因释疑，据理解惑，阐明真情。

（八）以情矫正法

人们的异常行为和正常行为一样，都是通过学习而获得的。因此，异常行为也可以通过相反的或替代的学习使其消失。所以，此方法也称行为疗法或行为矫正法。其实施的方式有“习以平惊”“惩罚法”“行为诱导”和“捕捉幻物”等。习以平惊，就是对惊恐的患者，使其再次受惊，并时习之，然后再缓惊。惩罚法，是指对患者的病态行为用各种惩罚的方式加以矫正。行为诱导，指用正常的行为诱导病态行为转成正常。捕捉幻物，指设定一件物品，从行为上捕捉，以达到矫正的目的。

（九）中医心理治疗方法的选择

医生要选择合适的心理疗法，除了要知道各种疗法的特点外，还要对抑郁障碍患者的精神活动特点有所了解。抑郁障碍患者的精神活动特点是情感低落、思维缓慢、意志消沉等，虽然知、情、意三个方面都出现异常，但是以情感低落为主。西医认为精神活动与脑有关，大脑是精神活动的物质基

础。精神活动分为认知活动、情感活动和意志行为三方面，认知活动包括感觉、知觉和思维。情感活动是人在认识事物过程中的态度体验，包括欢喜、悲伤、恐惧、愤怒等。意志是指人们为达到既定目标，自觉地克服困难，用行动去实现目标的心理过程，意志可以控制行为的发生和变化，可以使行为中断。精神活动的认知活动、情感活动和意志行为是互相联系且又互相影响的，这种内在的有机的联系维持了人类的正常精神活动。抑郁障碍患者情感低落、情绪抑郁可导致自我贬低、自尊心及自信心下降、记忆和注意障碍、自责、自罪及自杀观念等继发症状的出现，还可表现为情感体验不能或情感表达不能，如《金匮要略》所述，“百合病者……意欲食复不能食，常默然，欲卧不能卧，欲行不能行，饮食或有美时，或有不用闻食臭时……如有神识之疾……”。

可见，抑郁障碍的临床表现既有身体症状又有精神症状，其发病不仅有躯体方面的原因，还有心理方面的原因，此时心理治疗占有很重要的位置。在正常状态下，认识过程、情感过程、意志过程和行动是相互联系的统一体。抑郁障碍患者低落的情绪影响了认知和思维过程，对抑郁障碍的治疗目的就是通过提高其情绪来改变其认知和思维，纠正不良心态，减轻心理压力。《医方考》指出：“情志过极，非药可愈，须以情胜。”隋代名医杨上善在《黄帝内经太素》中指出：“病有生于风寒暑湿、饮食男女，非心病者可以针砭汤药去之；喜怒忧思伤神为病者。先须以理清神明性，去喜怒忧思，然后以针药裨而助之。”在众多的中医心理疗法中，选择哪种疗法十分重要，选择中医心理疗法时要考虑到患者的个人经历、文化教养、性格、家庭及生活环境等因素，不要以为心理疗法不像西药那样有不良反应，若用之不当，也会适得其反。

八、中医养生功法

中医养生功法对抑郁障碍有积极的预防与治疗作用，并能在一定程度上减轻药物治疗可能带给身体的不良反应。早在两千多年前，《庄子·刻意》中便有记载："吹呴呼吸，吐故纳新，熊经鸟申，为寿而已矣。此道行之士，养形之人，彭祖寿考者之所好也。"说明在我国传统文化中，很早就出现了通过形体锻炼保持身心健康的方法；《黄帝内经》也提出使用导引之术来强身健体。

（一）八段锦

八段锦源于我国古老的导引术，具有良好的健身效果。八段锦有坐八段锦、立八段锦之分，北八段锦与南八段锦、文八段锦与武八段锦、少林八段锦与太极八段锦之别，在我国深受知识分子和练习者的喜爱。八段锦能有效塑造体型，增强心肺功能，提高身体素质，尤其对失眠、抑郁、焦虑、强迫症等心理问题以及亚健康状态，也有明显的改善作用。因此，目前八段锦为国家重点推广的健身项目之一。该功法动作舒展优美，简单易学，能有效改善机体神经体液调节功能并加强血液循环，对肝脾肠胃等腹腔脏器有柔和的按摩作用，进而舒展情志以改善抑郁症状。同时，八段锦训练能较好塑造体型，有效改善人体机能，提高身体素质，强健体魄，对提

高体质有积极的作用。

(二)五禽戏

五禽戏是我国古代体育锻炼的一种方法,创始人是东汉末年名医华佗。他继承了前人的导引术,同时根据自己的中医理论基础,创编了较为完善的五禽戏,世人也将其称为华佗五禽戏,指通过模仿动物界的虎、鹿、熊、猿、鹤五种动物的动作而创设。其名称及功效据《后汉书·方术列传·华佗传》记载:“吾有一术,名五禽之戏:一曰虎,二曰鹿,三曰熊,四曰猿,五曰鸟。亦以除疾,兼利蹄足,以当导引。体有不快,起作一禽之戏,怡而汗出,因以著粉,身体轻便而欲食。普施行之,年九十余,耳目聪明,齿牙完坚。”五禽戏真实反映了中国人民群众健身文化的发展变迁,开创了祛病健身的体育医疗先河,展现了养生哲学和道家文化的深厚审美底蕴,具有重要的历史价值和养生医疗价值。在其孕育、发展、演变的漫长历史进程中,不断地与哲学、文学、美学等其他文化形态相互交流与渗透,从而使中国传统文化的基本精神和中华民族独特的思维方式、审美观念、心态模式、价值取向等都得以体现。五禽戏内和五行,外和三才,仿生自然,和谐统一,从动作、节奏和风格上都充分地表现出了中国传统文化中“视自然万物为一体”的整体观念,充分体现了传统文化的意境美。南北朝时陶弘景在其《养性延命录》中有比较详细的记载,而且提出了五禽戏的锻炼原则——任力为之,以汗出为度。五禽戏具有较好的调节身心和抗抑郁的作用,通过练习五禽戏,可以使抑郁障碍患者在身体健康、心理健康、人际关系敏感程度和抑郁倾向上都有非常显著的改善。同时能有效改善由抑郁导致的睡眠障碍，显著降低药物治疗可能带来的不良反应。

(三)六字诀

六字诀又称吐纳法、六字诀养生法，源于南宋，是我国古代流传下来的一种养生方法。通过呼吸导引，强化人体内部的组织机能，充分诱发和调动脏腑的潜在能力，以抵抗疾病的侵袭，防止随着人的年龄的增长而出现过早衰老。早在秦汉的《吕氏春秋》中就有关于用导引呼吸治病的论述。《庄子·刻意》篇曰："吹呴呼吸，吐故纳新，熊经鸟伸，为寿而已矣。"六字诀重在调息，通过呬、呵、呼、嘘、吹、嘻六个字的不同发音口型，唇齿喉舌的用力不同，以牵动不同的脏腑经络气血的运行。其能理脏腑、调气血，使患者生理、心理、情绪得到放松，从而起到抗抑郁、除烦躁等作用。从医家的角度看，六字诀的功理与中医理论和实践结合密切，六个字的发音直接针对脏腑，也与四季保健相关，治病养生的医学色彩浓厚，非常实用。但应注意，由于六字诀功法主要在呼气上下功夫，其作用总体偏于疏泻，临床主要用于实证。这在陶弘景《养性延命录》的记述中就有体现。因此，作为日常的健身气功习练，要注意呼气读音不可穷尽，要有所控制，留有余地。六字诀全套练习每个字做六次呼吸，早晚各练三遍。(2003 年，国家体育总局把重新编排后的六字诀等健身法作为"健身气功"的内容向全国推广，其发音标注为 xū、hē、hū、xì、chuī、xī。)

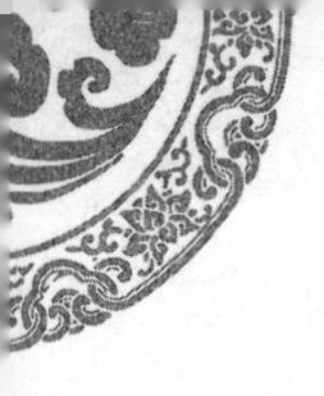

(四)太极拳

太极拳是以中国传统儒、道哲学中的太极、阴阳辩证理念为核心思想,集颐养性情、强身健体、技击对抗等多种功能为一体,结合易学的阴阳五行之变化,中医经络学,古代的导引术和吐纳术形成的一种内外兼修、柔和、缓慢、轻灵、刚柔相济的中国传统拳术。其吸收了传统医学的经络、腧穴、气血、导引、藏象等理论,符合医理,具有健身功效。充分合理、有效地练习太极拳动作,能够为人们的身心健康带来极大获益。这里合理是指合哲、拳、医等传统原理以及生理、心理、生物力学等现代科学,最大限度地发挥人体身心潜能,以最小的付出获得最大的健身、技击效果。根据太极拳运动状态和动作组成要素,可以将太极拳动作分为相对静止的静态(阴性)身型技术与动态(阳性)运动技术。太极拳动作柔和、速度较慢、拳式并不难学,而且架势的高或低、运动量的大小都可以根据个人的体质而有所不同,能适应不同年龄、体质的需要,并非年老体弱者专属。无论是提高技艺功夫,还是益寿养生,或是个人为了人生完善自我者,都能参与太极拳,并从中各取所需。练习太极拳,不仅能强身健体、技击对抗,更可以提升对“精气神”的培养和修炼,对抑郁障碍有很好的调治作用。实际应用中,可采用辨证论治疗法,针对患者不同个性特点选择拳式:如采用太极推手可使自卑、内向的患者增强自尊意识,树立相对独立和成熟的人生观、世界观;针对生性要强、过于追求完美的患者,采用太极拳理中松、静、圆、缓、柔的动作使其放松身心,调整自我不良认知。

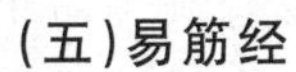

(五)易筋经

“易”是变通、改换、脱换之意,“筋”指筋骨、筋膜,“经”则带有指南、法典之意。“易筋经”就是改变筋骨,通过修炼丹田真气打通全身经络的内功方法。作为中医传统养生功法之一,通过“伸筋”“拔骨”等方法将中医和气功结合,使锻炼者气血运行通畅、脏腑功能调达,进而情志舒畅,达到改善抑郁症状目的。易筋经改善抑郁障碍患者心理健康水平,能够双向调控正负性心理指标,同时还具有改善睡眠质量的作用。并且,练习易筋经能有效疏肝理气、调畅情志,改善亚健康人群身心健康和抑郁倾向。易筋经适合中、青、老年人群习练。针对不同健康水平的人群,个别难度较大的动作可以通过不同的动作幅度和调息次数来适应。易筋经全套功法习练过程中要求形意相合,伸筋拔骨,所以在练习前和练习中对习练者的生理和心理都有一定的要求。易筋经习练音乐古朴、大气、悠扬、空灵,配乐练习有助于更好地入静,提高练功效果。但在配乐练习中应做到有音乐而不唯音乐,既要顺着音乐的旋律又不能受音乐节奏所限制。易筋经的特点之一就是自然流畅并无明显的节拍。由于每个人的体能、情绪、精神、健康状况的不同,会有不同的练习体验和习练行进速度。即使是同一个人,由于以上因素的改变,也会产生不同的习练体验。所以《易筋经》原文说:“人各成其人也,而人勿为阴阳所罗(限制)。”

以上介绍的中医养生功法基于中医学基础理论,强调以意、气、形、神逐渐融为一体为至高境界,集武术、导引、呼吸

吐纳等传统文化于一体，实现养生养性，流传数百年而不衰。八段锦的身心舒展、五禽戏的神形统一、六字诀的呼吸引导、太极拳的刚柔并济、易筋经的伸筋拔骨，不仅充分舒展了身体经络，调节气血滋养脏腑器官，同时还提升了抑郁障碍患者的精气神，增强自信，通过对情志加以调节来改善抑郁症状，更有助于身心同调，提升个人适应能力，更好地应对社会发展需求。

第十三章　如何正确对待抑郁障碍患者

一、如何正确对待抑郁障碍患者

抑郁障碍患者通常有一个心理误区“要病好了，我才可以去工作、学习、生活……”，这种想法几乎等于“我现在不健康，无法正常与人沟通，无法拥有正常生活”。其实，对抑郁障碍患者来说，不必刻意寻求完全治愈，而是要学会与病症共处，从而接受自己。有些抑郁者总是表现出“乐观”的姿态，然而这种“微笑”并不是发自内心的真实感受，而是一种负担，久而久之成为抑郁情绪。面对抑郁障碍患者，我们该如何正确对待呢？

首先，要做到不歧视抑郁障碍患者。想要正确对待抑郁障碍患者，必须对其有正确的认识。精神疾病如同其他疾病，不同点在于精神障碍患者的发病原因不像其他疾病那样明确。精神障碍常表现在行为、情感及思维上出现异常，根本是疾病所致，并非思想问题，患者饱受病魔的摧残，也应受到与其他疾病患者同样的医疗待遇。然而，有些严重精神障

碍患者不认为自己有病，不主动求医，或是拒绝治疗，这就需要家属对患者倍加关心和爱护。抑郁障碍是常见的精神障碍之一，如同发烧、感冒等病症。就像有的人会得高血压，每天都需要按时服药从而维持血压的稳定一样，抑郁障碍患者则需要服药维持情绪的稳定。从患病率的角度看，患不患病，患哪类疾病在一定程度上是概率问题，所以我们需要给予抑郁障碍患者更多的理解、支持、鼓励和尊重，努力营造温馨和谐、幸福快乐的治疗氛围，对其症状的改善会起重要作用。抑郁障碍患者的心灵通常是脆弱而敏感的，要避免触碰患者敏感的神经。在与抑郁障碍患者交流的过程中，需要避免刺激患者敏感而脆弱的神经，需要多用心鼓励患者，用极大的耐心倾听患者的表达，给予他们更多的包容，多陪伴患者，使抑郁障碍患者能够将自己的心里话表达出来，缓解其心理压力，让情绪有一个宣泄的出口。抑郁障碍与高血压一样，都是慢性病的一种，所以应避免歧视，给予患者更多关爱，从正确视角去对待和处理患病这件事，减少他们的病耻感，在日常生活中需要避免将抑郁障碍患者视为特殊另类，需要正常与其交流，可以尝试与其一同参与各类正常的社交活动，多参与户外运动、体育锻炼。如果过度关注，过于区别对待，反而会致使患者感觉到自卑、压力，他们难以体会到真正关心的效果。在和抑郁障碍患者相处的过程中，需要注意尺度和力度，在照顾患者、尊重患者自尊心的同时，避免触及其原则与底线。给予抑郁障碍患者更多的关心、理解及支持，在积极的环境与氛围中，促进其尽早康复。

其次，与抑郁障碍患者建立良好的心理护理关系。我们要学会换位思考，与抑郁障碍患者共情，去感受对方的感受，多问自己“为什么他会说这样的话，为什么他会产生这样的想法”，从而努力让自己去感受对方的感受。有些时候，患者所说的话并不是自己真正的想法，只是因为他们生病了，所以不能控制自己的情感，才会说出这样的话，做出这样的事，我们要学会理解。因为精神障碍是大脑活动功能失调而出现的认识、情感、意志和行为等方面的异常。所以既要看到患者病态心理活动的一面，又要看到他们正常心理活动的一面。患者的很多言行、要求、想法都是合理的，我们应尽可能满足患者的要求，如果由于客观原因一时不能满足，应耐心解释，不能简单忽视，更不能讽刺挖苦。对病情好转或处于恢复期的患者，更要多关心体贴、尊重和爱护。社会、家庭要给患者正常的工作、学习和生活条件，尽可能让其保持良好的情绪状态，这对于巩固疗效、稳定病情是非常重要的。在与抑郁障碍患者交往时要学会倾听，用真诚的态度来给予回应。抑郁障碍患者愿意倾诉是一件非常值得鼓励的事情，如果他对我们倾诉，我们一定要认真倾听，努力做到不打岔、不评价、不反驳，并且及时给予语言和行动上的反馈，引导对方诉说更多。这实际上就是抑郁障碍患者释放压力和情感的过程，对于他们的病情康复十分有帮助。还要注意给予抑郁障碍患者一定的私人空间，例如对方说“你可不可以不要再来找我了，你好烦，我想静静”，那么这个时候我们就要给对方一定的空间，让他们自己待一会，这样可以大大地减轻对方的心理压力。

家人永远是彼此心灵的港湾和依靠，家人起到非常重要

的作用，良好的家庭关系可以很好地温暖抑郁障碍患者。家人与抑郁障碍患者正确相处，并积极帮助他们寻求诊治的途径，对抑郁障碍患者早日恢复健康非常重要。但是抑郁障碍患者有时"任性躺平""无所事事""言而无信"，因此与其好好相处就成了一项既重要又有难度的事情。因为作为慢性患者的精神障碍患者大部分康复生活是在家庭中度过的，所以患者的家庭照料就成为巩固治疗效果、防止疾病复发、促进疾病康复的首要任务。如果没有好的家庭环境，患者得不到家属的理解和帮助，经常受到家属的嘲笑或歧视，病情就容易复发。因此，家属应照顾好患者的饮食起居及个人卫生，使患者生活有规律，鼓励患者参加一些力所能及的劳动及文娱活动，监督其服药，并为患者创造一个良好的家庭环境；对患者的各种病态言行和表现，应予以充分理解；如家庭有矛盾，应设法改善，增进情感交流，努力增强家庭的稳定性，让患者感受到家庭的温暖、愉快，这对于促进疾病的康复起到很大的作用。

二、与抑郁障碍患者相处的要点

1.不要有口舌之争

"事事不如意"是抑郁障碍患者的特有观念。当抑郁障碍患者对家人的言行不如意时，或者家人认为抑郁障碍患者不通情理的时候，家人就应该意识到没有必要与患者说个明白，辩个究竟。因为患者对于外界负面的认知决定了他的情绪、态度和反应。抑郁障碍患者眼里的世界是灰色的，他们对周围一切的评估都是消极的，谈不上客观的理由。因此，当患者和家人对于某件事出现口角或争执时，家人没有必要与患者争个明白。家人也不要过高渴求抑郁障碍患者会很快恢复高节奏的生活，因为他们时常表现出混混沌沌、得过且过、拖沓懒散的状态，这实际上正是抑郁障碍的一些情绪行为表现。作为家人虽然会看不惯，但依然要理解患者在抑郁的状态下就会表现得这么“没有上进心”，给予更多的理解和照顾，不要去苛求他们，甚至吼他们，因为他们真的已经无能为力了。经常发无名火是抑郁障碍患者的一个很普遍的特征。处在抑郁状态的人往往是遇到一点不如意、不称心的事就会莫名其妙地大发雷霆，所发的脾气远远超过小事本身的内容。向家人发无名火，家人似乎对他们来说是最安全的发泄对象，事后抑郁障碍患者也会意识到其实没有必要，有内疚感，也知道需要克制，但就是不易做到。家人对待这种情况，需要做的是淡化处理。

2.多分享生活中有益的信息，相处时要注意不要无意地进行“火上加油”

在与抑郁障碍患者的沟通交流中要注意多分享一些有益和积极的信息，而不要去谈论一些不幸的消息和倒霉的事情，如自杀、受骗、上当、灾难、苦衷等。这些不良的信息对抑郁障碍患者都是恶性刺激，会使他们的情绪变得更加低落。因此，与抑郁障碍患者交流时，要把会产生负面效应的信息尽可能去除。谈话时应多谦让和忍耐，与抑郁障碍患者相处最难之处就是谦让和忍耐。因为这种谦让和忍耐包含委屈的成分，有时还有一点压力。抑郁往往是一个慢性的过程，

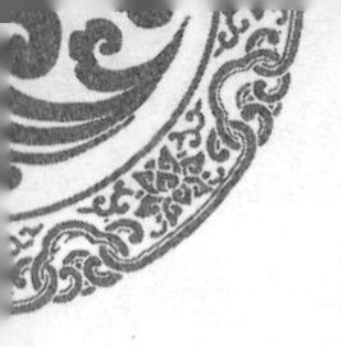

走出抑郁又需要耐心。家人的关爱是患者走出抑郁的支柱。抑郁障碍患者康复之时，也就是全家生活质量提高之日。

3.理解患者的内心需求

对于一个抑郁障碍患者，当他希望大家把他当作一个正常人时，大家就把他当作一个正常人；当他希望大家把他当作一个抑郁障碍患者并需要帮助时，大家就把他当作抑郁障碍患者并给予帮助。如果抑郁障碍患者的身份是学生，学校要给予更多的关怀，营造良好的校园环境。作为教师，要严格区分抑郁障碍和青春期情绪，不要随便给学生贴标签。教师不是医生，不要轻易尝试进行一些专业的心理疏导，更不要随便去做一些医学上的判断；应主动和家长沟通，关注学生的心理状态，发现问题及时让家长带孩子去正规专业机构进行评估、诊断和治疗。对于轻度抑郁或结束治疗后返校的学生，教师要注意和他们相处的方式，交流时要注意方式方法，用心用情，要以鼓励为主，以自己阳光的心态来感染学生，帮助他们走出困境。对于重度抑郁的学生，教师要及时向家长反馈。这些学生的当务之急不是关注学习成绩，而是关注健康，及时恢复身心健康。重度抑郁障碍不可小觑，患者随时可能会发生意外，所以老师应该及时地把这些情况与家长沟通，劝说孩子积极治疗。

对于身患抑郁障碍的员工，企业作为管理主体，关爱员工的身心健康是基本责任。倡导企业秉持以人为本的原则，建立关爱抑郁障碍网络体系，可以引入专业机构、精神科专家来进行心理健康指导、心理援助和危机干预服务，作为员工福利，建立 24 小时在线的咨询热线、心理咨询室，这都是防止情况恶化的关键要素。这些措施可减轻抑郁障碍员工的压力，协调同事间的交往。如果员工症状严重，企业可以考虑暂停其手中的工作，劝说其休假治疗。同时，增强对员工的心理健康培训，定期举办心理辅导及科普教育讲座，尤其是加强员工和各级主管对抑郁障碍的防范意识，知道出现症状时如何正确对待。树立健康化的企业发展观，将员工的身心健康与企业发展融合，推行阳光健康的企业文化，有条件的企业可以为员工增设抑郁相关疾病的公益保险，有温度、人性化的关爱是让员工走出抑郁障碍的根本。

目前的社会调查表明，我国社会人群对抑郁障碍的基本防治知识还是了解甚少。特别是在社区的抑郁障碍患者，由于对疾病的认识不足，对服药依从性不高，家庭支持和理解不足等，经常出现病情复发，严重影响其社会功能。抑郁障碍治疗的过程是漫长而艰辛的，因此，对每个抑郁障碍患者来说，家人及社会的支持非常重要。

第十四章　抑郁自我评估及筛查量表

一、抑郁的自我评估

人皆有七情六欲，喜怒哀乐都是正常的情绪。抑郁情绪也是常见情绪之一，更多地了解抑郁及如何评估抑郁，对每一个人都十分重要。

现实中，根据抑郁的程度，一般可将抑郁状态分为抑郁情绪、抑郁状态、抑郁障碍三种。

(1)抑郁情绪：当学习上面临困难、工作不顺利、感情遭遇挫折、被朋友误解、自己和亲人遭遇疾病打击等情况出现时，往往抑郁情绪会随之而出。这种由于客观条件产生的抑郁情绪具有时限性，只要不再有新的环境刺激，一段时间后会自然缓解，趋于稳定。

(2)抑郁状态：抑郁状态的严重程度比抑郁情绪深得多，除了事出有因的抑郁之外，还可能伴随一些没有任何具体原因的抑郁。具有抑郁状态的人可能会这样描述自己的感受：我也不知道为什么，就是开心不起来；我现在对什么都没兴趣,以前有兴趣的现在也没了。同时,抑郁状态还会伴随一些其他的不良感受,包括失眠、食欲差、消瘦、性欲减退、精力缺乏、疲劳、失去活力、缺乏动力、大脑迟钝、自责、自我评价低、挫败感。

(3)抑郁障碍:抑郁障碍和抑郁状态的区别主要在于持续的时间和程度,短期的抑郁状态不需要太担心,但如果抑郁状态长期持续并不断加深,就要高度怀疑抑郁障碍,此时建议尽快寻求专业心理科或者精神科医生的帮助。这里需要特别提醒,抑郁障碍是一种疾病,并不是“娇气、矫情、懒惰”,需要科学合理规范的治疗。患上抑郁障碍是一件非常痛苦的事情,如果家人对此不理解,反而认为得了这个病很丢人、很耻辱,这对于患者的恢复有百害而无一利。

二、做好情绪问题的评估

怎样客观了解自我的情绪状态,做好情绪问题的评估?除了做自我评估外,客观的量表评估可以高效、精准、细致化地让我们了解自我的情绪状态,有利于早期识别情绪问题及积极采取相应的干预措施。量表评估通过情绪状态测定、生活质量测定、生活能力与社会功能评定、睡眠及成瘾行为测定、心理状态测定等方面全面了解个人的情绪问题。

1.情绪状态量表

情绪状态主要是指情绪方面的状态测定,主要分为心境、激情和应激几种。情绪状态对人们的生活、工作、学习和身体健康有很大影响。

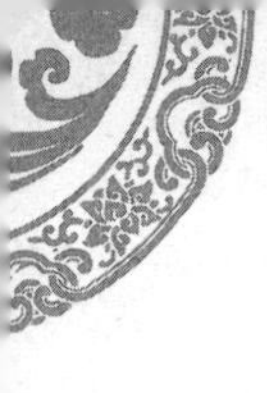

(1)抑郁自评量表(SDS):由美国杜克大学医学院的威廉·宗(William W. K. Zung)于1965年所编制,适用于有抑郁症状的成人,为美国教育卫生福利部推荐用于精神药理学研究的量表之一。该量表使用方法简便,能相当直观地反映患者抑郁的主观感受及严重程度,使用者也不需经特殊训练,目前多用于门诊的粗筛、情绪状态评定。

(2)焦虑自评量表(SAS):由Zung于1971年编制,从量表构造的形式到具体评定方法,都与SDS十分相似,用于评定焦虑患者的主观感受。SAS适用于有焦虑症状的成人,它与SDS一样,具有广泛的应用性。

(3)老年抑郁量表(GDS):是专为老年人创制并在老年人中标准化了的抑郁量表,在对老年人的临床评定上,比其他抑郁量表有更高的符合率,在年纪较大的老人中,这种优势更加明显。

2.生活质量量表

所谓生活质量是指社会成员生活的好坏与优劣程度。生活质量包括有形的物质水平、生活事件影响和无形的精神生活等方面。

(1)总体幸福感量表(GWB):通过评价个体对幸福的陈述以确定其总体幸福感。该量表覆盖面比较广,除了对幸福感的评价外,还包括六个方面的内容:对健康的担心,精力,对生活的满意和兴趣,抑郁或愉快的心情,对情感和行为的控制,松弛与紧张。

(2)生命质量测定表(TDL):由测试者自填,主要内容有16项,覆盖了生命质量的5个主要方面,即身体方面、心理方

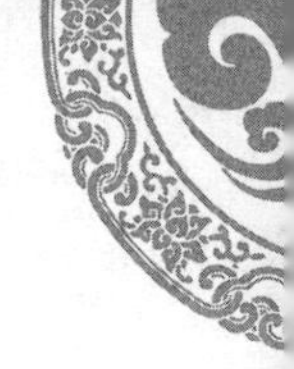

面、社会方面、尽职责的能力以及自我健康意识。

(3) 疾病家庭负担量表(FBSD):可系统评估患者家庭所承受的压力和负担,是开展慢性病综合防治的基础。

(4)生活事件量表(LES):是测量社会生活事件对人们心理刺激强度影响的定量性量表。1967 年,美国霍尔梅斯(T. H. Holmes)对生活事件的定量研究最具有代表性。目前,我国有多种版本,其中,1986 年杨德森、张亚林编制的生活事件量表在国内临床和心理健康评估上广泛应用。该量表适用于 16 岁以上的成人,在指导心理危机干预、了解自身精神负担、维护心身健康和提高生活质量等方面具有重要作用。

3.生活能力与社会功能评定量表

生活能力是指人们在生活中自己照料自己的行为能力,社会功能指承担各种社会角色的功能,社会功能的评定可以量化人们是否满足社会行动需要的结果。

(1)社会功能缺陷筛查量表(SDSS):可用于评定在社区中生活的精神受检者各种社会角色功能的他评量表。SDSS 包括职业和工作、婚姻职能、父母职能、社会性退缩、家庭外的社会活动、家庭内活动过少、家庭职能、个人生活自理、对外界的兴趣和关心、责任心和计划性 10 个条目。

(2)个人与社会功能量表(PSP):可用于评定受检者的个人生活与社会功能。PSP 包括对社会有益的活动、个人关系与社会关系、自我照料、扰乱及攻击行为 4 个方面。

(3)日常生活活动能力评定(ADL):可用于评定日常生活活动的能力水平。日常生活活动是一个人为了满足日常生活的需要每天所进行的必要活动,包括进食、梳妆、洗漱、洗澡、如厕、穿衣等，功能性移动包括翻身、从床上坐起、转移、行走、驱动轮椅、上下楼梯等。

(4)社会支持评定量表：采用客观支持和主观支持二分类的社会支持理论，结合支持利用度来构建量表框架，是用于评定个体的日常生活能力的他评量表。

4.睡眠及成瘾行为

睡眠质量对情绪影响很大，通常情绪问题可以引发一系列成瘾问题，对睡眠质量及成瘾的评估有利于对情绪的深度了解。

(1)匹兹堡睡眠质量指数量表(PSQI)：适用于睡眠障碍患者、精神障碍患者的睡眠质量评价，同时也适用于一般人睡眠质量的评估。

(2)密西根酒精依赖调查量表(MAST)：是一较常用测量酒瘾的工具。MAST 由 24 个条目组成，反映了由饮酒所导致的身体、人际、社会功能等损害的内容。

5.心理健康状态

心理健康状态包括广泛的精神状态及相关的行为、生活习惯和人际交往等方面的评估。心理状态的整体评估有利于全面了解患者情绪状态，有利于科学地制订相关的干预方案。

(1)心理健康自评量表(SCL-90)：共有 90 个项目，包含较广泛的精神病症状学内容，从感觉、情感、思维、意识、行为，直至生活习惯、人际关系、饮食睡眠等均有涉及，并采用 10 个因子分别反映 10 个方面的心理症状情况。

(2)一般心理健康问卷(GHQ-20)：包含忧郁量表、焦虑

量表、记忆自我强度量表，总分越高，表明心理健康水平越低。

(3)健康状况调查问卷(SF-36)：由36个条目组成，内容包括躯体功能、躯体角色、躯体疼痛、总的健康状况、活力、社会功能、情绪角色和心理卫生8个领域。

第十五章　抑郁障碍的社区干预

社区是若干社会群体或社会组织聚集在某一个领域里所形成的一个生活上相互关联的大集体，是社会有机体最基本的内容，是宏观社会的缩影。社区精神卫生服务是利用精神病学的理论知识、技术和方法等，为社区居民提供心理服务，促进社区内居民的身心健康。社区精神卫生服务的对象既包括正常人群，也包括有心理问题、精神障碍的人群。在精神卫生服务需求巨大的前提下，开展抑郁障碍社区防治，进行早筛查和早干预显得尤为重要。

一、抑郁障碍社区干预“三三三”模式

抑郁障碍社区防治的指导思想是“预防为主，防治结合，中西医结合，医院社区家庭结合”，建立政府组织领导，多部门齐抓共管，社会组织广泛参与，家庭和单位尽力尽责的精神卫生服务综合管理机制，通过“三早三快三结合”社区干预模式，促进抑郁障碍人群恢复健康。

(一)三个"早"

1.抑郁障碍防治知识早知道

医院和社区以大众喜闻乐见的方式在报纸、电视、微信、网站等平台广泛宣传心理健康知识，让更多的人认识抑郁、了解抑郁和关注抑郁。积极开展心理健康服务"六进"活动，让心理服务专家走进社区、农村、学校、家庭、机关和企事业单位等，开展针对性心理健康知识普及与心理健康服务等活动，积极动员社会组织参与开发抑郁障碍科普宣传活动和筛查小程序。

2.抑郁障碍高风险人群早识别

通过筛查，尽早对高风险人群进行识别和干预。抑郁障碍的高风险人群有：①有家族遗传病史的人。②丧偶、失业等人群。③长期使用某些药物的人：如患有关节炎、高血压、帕金森等疾病的患者，由于需要长期服用某些药物，有可能造成抑郁症状。④慢性疾病患者：患有癌症、糖尿病、心脏病、甲亢等疾病的患者。对于高风险人群早识别，尽早采取干预措施，积极动员其到专业机构就诊。

3.抑郁障碍风险后果早评估

抑郁障碍的形成是多个因素综合作用的结果。一部分因素，让有些人存在发生抑郁障碍的风险性；另一部分因素，则让这些风险人群更易陷入抑郁障碍。开展抑郁障碍风险评估对于疾病的发展尤为重要。早评估内容包括：

(1)发病年龄：一般说来，抑郁障碍的发病具有一定的年龄特点。研究发现，青春期、更年期及老年期是三个相对集

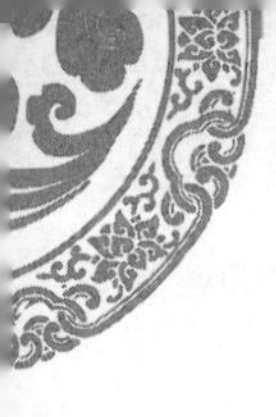

中的发病年龄段。

(2)心理社会因素:尤其是一些创伤性生活事件,如亲人亡故、婚姻变故、职业变动等。

(3)躯体疾病:在许多躯体疾病的人群中,患抑郁障碍的比例大大增加。

对确诊的抑郁障碍患者进行评估,还应当重点关注是否有危害他人(包括家人)行为或危险,是否有自伤自杀等风险,是否有好的依从性,是否有好的治疗转归等。这些内容的评估均需要在明确诊断的同时予以准确的评估,以便指导下一步治疗。

(二)三个“快”

1.抑郁障碍干预措施要快

一旦明确诊断为抑郁障碍,要尽早尽快采取干预措施,及时规范治疗,控制症状,提高临床治愈率。通过开展健康教育,及时告知患者及其家属治疗的相关事项,强调规范诊疗的重要性,协助患者坚持治疗,提高治疗的依从性。

2.抑郁障碍治疗效果评估要快

已有研究证明了基于评估的治疗在抑郁障碍管理中的优越性,尤其是在开展药物治疗时,定期开展治疗效果的评估使得医生可以根据患者最新的情况制订个体化的治疗决策,有助于提高患者的治疗依从性。医生可选择临床治愈率、治疗依从性、生活质量等指标开展评估。

3.抑郁障碍监测服务要快

在各级各类精神卫生医疗机构中开展抑郁障碍的监测,

在知情同意的前提下，尽快及时建档，录入山东省精神障碍信息系统，在精神卫生医疗机构和基层医疗卫生机构中实现患者流转，上下联动，为患者提供便捷可及的全程服务，实现即时评估、即时干预、即时诊疗、即时康复。

（三）三个“结合”

1.中医与西医治疗相结合

在传统文化的观念中，心智有异，精神不好，系外邪入侵，坚持中西医结合治疗抑郁障碍易被老百姓所接受。从中医角度来看，抑郁障碍属于郁病的范围。在抑郁障碍治疗中，引入中医治疗，应充分考虑个体差异，展开辨证施治，针对性治疗，可大大减轻患者病症，不良反应也明显减少。大量临床观察表明，采用中西医相结合治疗抑郁障碍明显比单纯使用西医治疗效果好，这样既能大大降低单纯使用西药所产生的毒副作用，提高依从性，也能获得好的治疗效果，最大限度减轻患者痛苦。

2.心理治疗、药物治疗与物理治疗相结合

药物治疗是抑郁障碍的主要治疗方法之一，但有时起效较慢，不良反应明显。药物治疗的同时可联合采用一些心理治疗和物理治疗等，均可以减轻、缓解抑郁症状。常用的心理治疗方法有支持性心理治疗、动力学心理治疗、认知疗法、心理治疗等。物理治疗的方法包括改良电抽搐治疗、经颅磁刺激治疗等。

3.医院、社区与家庭一体化服务相结合

抑郁障碍患者的治疗、康复、回归社会需要医院、家庭、

社区等多个部门的共同努力。医院与社区基层医疗卫生机构形成双向转诊机制，既能为患者提供及时的医疗服务，也实现了在医疗体系内有效合理的分级诊疗。精神卫生医疗机构开展抑郁障碍的诊断、治疗、联络会诊等诊疗服务；基层医疗卫生机构可参照基本公共卫生服务，为患者提供病情监测、健康指导等随访服务，提高患者的规范治疗率，防止病情复发和加重。良好的家庭环境是患者康复的温暖港湾，家人不仅能够陪同患者就诊，督促其规范治疗，还能够及时观察到患者的饮食、起居、睡眠、行为和情绪等方面的变化，随时与患者交流，也可以将患者信息、感受和疑惑传递给社区和医院，以便获得正确的指导和帮助。

二、抑郁障碍社区管理服务

(一)服务对象

1.正常人群

社区基层医疗机构应对正常人群定期开展健康教育和健康促进，普及“每个人是自己心理健康第一责任人”的心理健康意识，提升居民心理健康素养。

2.高风险人群

高风险人群包括丧偶、失独、失业、离异、严重躯体疾病、家庭成员突然病故等负性事件经历者，孕产妇、独居老人、厌学儿童(青少年)等。社区基层医疗机构应提供心理支持，搭建心理咨询热线，开展心理健康调查，进行初筛，必要时提供

专业的心理疏导和心理危机干预等服务。

3.抑郁障碍患者

在依法保护患者隐私和尊重个人意愿的前提下，社区基层医疗机构可为抑郁障碍患者和家庭提供心理健康知识科普宣传和随访服务，包括心理咨询、用药指导和健康查体等。对于病情严重且存在一定风险的患者，应开通绿色通道，及时转诊到精神卫生专业机构诊疗。

（二）机构与职责

县级以上卫生健康行政部门要主动配合当地政府建立精神卫生工作领导小组或部门协调工作机制，定期召开工作例会，研究制定辖区精神卫生政策和相关制度，统筹协调解决精神卫生工作的重点与难点问题。

基层医疗卫生机构要主动配合当地政府建立由政法、卫生健康、公安、民政、司法行政、残联等单位参与的精神卫生综合管理小组，指导村（居）民委员会建立由网格员、基层医疗卫生机构负责精神疾病防治的工作人员（以下简称精防人员）、派出所民警、民政干事、残疾人专职委员、家属、志愿者等组成的患者关爱帮扶小组，每季度召开1次例会，各部门根据工作实际通报重点工作情况。综合管理小组、关爱帮扶小组成员之间要加强协作，将抑郁障碍的防治措施落到实处。

各级卫生健康行政部门会同有关部门制订辖区精神卫生工作规划和工作方案并组织实施；加强与当地财政等部门的沟通与协调，保障精神卫生服务体系建设、科普宣传、人员

培训等必要的工作经费；组织开展辖区精神卫生工作督导、考核、评估及培训等；统筹辖区内精神卫生资源，对技术力量薄弱地区组织开展对口帮扶等。

精神卫生医疗机构开展抑郁障碍的诊断、治疗、联络会诊等诊疗服务；开展抑郁障碍的监测，将患者的相关信息录入信息系统；对基层医疗卫生机构开展对口帮扶，提供随访技术指导；在精神卫生健康教育中提供专业技术支持。

（三）抑郁障碍社区防治内容

1.预防服务

预防服务通过消除或减少病因或致病因素来防止或减少抑郁障碍的发生。主要内容包括：

（1）加强精神卫生知识的普及和宣教，及时提供正确的心理服务，提高人们对精神健康的自我保健能力。

（2）加强遗传咨询，优生优育，减少抑郁障碍发生率。

（3）对易患抑郁障碍的“高危人群”，应采取特殊的心理干预措施，提供心理宣泄的途径，预防和减少抑郁障碍的发生。

（4）定期开展抑郁障碍的流行病学调查，研究人群的发生率、发病规律、影响因素和分布情况，及时调整相关卫生政策。

2.筛查与心理健康评估

社区应建立抑郁障碍等精神障碍筛查与识别机制；综合利用各种途径，整合利用线上线下资源，为居民提供心理健康状况测评服务；推广在线心理健康自测自评工具，引导居民及早识别可能存在的心理问题和抑郁障碍等精神障碍风险;如发现疑似抑郁障碍等常见精神障碍患者,应当建议其到精神卫生医疗机构进行明确诊断。

3.治疗管理服务

精神卫生医疗机构为出院和门诊长期治疗的抑郁障碍患者建立健康档案,提供随访管理。在治疗方案中,将中西医的治疗方法结合,提高患者治疗依从性。对经过治疗,病情趋于稳定的患者,进行多种形式的心理治疗和康复训练,使患者最大限度地恢复心理和社会功能,早日回归生活。

4.社区服务管理

基层医疗机构应加强抑郁障碍等常见精神障碍社区服务,按照知情自愿的原则,将抑郁障碍管理纳入基本公共卫生服务范围,纳入中医药项目管理,定期开展随访,为患者提供病情监测、健康指导等随访服务,提高患者的规范治疗率,防止病情复发和加重。有条件的社区可建设精神障碍社区康复站,设置工娱治疗站、作业站、娱乐站等对患者进行各种康复训练,使患者早日恢复家庭生活和社会功能。

5.应急处置

应急处置包括对有伤害自身、危害他人安全的行为或危险的疑似或确诊精神障碍患者,病情复发、急性或严重药物不良反应的精神障碍患者的紧急处置。

6.心理热线与心理危机干预

基层医疗机构应通过热线、网络、APP(应用程序,application 的简称)、公众号等为居民提供公益性心理援助服务。已经开通的 24 小时心理援助热线,通过多种方式向公众公

布并提供服务。发挥心理危机干预队伍作用，及时为抑郁障碍患者等提供心理辅导、情绪疏解和家庭关系调适等服务。

（四）生活方式干预

针对抑郁障碍的成因，对生活方式进行改良，可起到预防和促进疾病康复的效果。对健康人群和抑郁障碍患者，医生可开具不同的营养处方、运动处方等，推行健康的生活方式，以达到预防疾病发生、减缓疾病发展的目的，提高患者的生活质量。

1.合理膳食

抑郁障碍和所有的心理疾病一样，具有迁延性，这也决定了抑郁障碍患者的康复会是一个相对漫长的过程。抑郁障碍患者典型的躯体症状之一为食欲明显下降，因此，在预后的过程中也需要在饮食方面进行调整，确保摄入的营养素满足身体的需要。

(1)食物种类多样，以谷物为主，粗细搭配。合理的膳食包括谷薯类、蔬菜水果类、畜禽蛋鱼奶类、豆类、坚果类食物等，保证食物多样化可以使身体得到多种营养素。相对于我们平时吃的精米白面等“细粮”而言，粗粮由于加工简单，膳食纤维、B族维生素和矿物质的含量要高得多，可以预防肥胖、糖尿病等慢性疾病。常见的粗粮主要包括玉米、紫米、高粱、燕麦、荞麦等谷类，黄豆、绿豆、红豆、黑豆、蚕豆、豌豆等豆类，红薯、山药、马铃薯等块茎类。粗粮虽对健康有益，但只吃粗粮也不行，要注意粗细搭配，营养才能全面。

(2)每天适量食用鱼、瘦肉、鸡蛋、牛奶等，保证充足的优质蛋白质摄入。鱼、禽、蛋和瘦肉都是动物性食物，富含优质蛋白质、脂类、脂溶性维生素、B族维生素和矿物质，是平衡膳食的重要组成。但有些食物含有较多的饱和脂肪酸和胆固醇，摄入过多可增加肥胖和心血管疾病等发病风险，因此，建议适量食用。可在控制总摄入量的前提下，将这些食物分散在每天三餐中，避免集中食用；在外就餐时，点餐做到荤素搭配，清淡为主，尽量用鱼和豆制品代替畜禽肉；建议采用蒸、煮、炒、熘、炖、烧、爆、煨等方式，在滑炒或爆炒前可挂糊上浆，既增加口感，又可减少营养素丢失。

(3)每天摄入新鲜的水果、蔬菜，保证充足的维生素、矿物质等微量营养素。研究表明，新鲜蔬果是维生素、矿物质、膳食纤维和植物化学物的重要来源，增加蔬菜水果摄入可以降低心血管疾病发病及死亡风险。对于抑郁障碍患者来说，食欲降低容易引起体内营养素的缺乏，而蔬菜水果富含的维生素、矿物质、膳食纤维，恰好可满足人体微量营养素需要，保持正常肠道功能，降低慢性病发生风险。同时，蔬菜水果含有多种植物化学物、缓释的糖类、有机酸和芳香成分，能够调节糖脂代谢、增进食欲、帮助消化，促进人体健康。因此，建议在日常饮食中餐餐有蔬菜、天天有水果，蔬果巧搭配，且早、中、晚餐最好选择不同颜色或不同品种的蔬菜，尤其是深颜色蔬菜水果。

(4)忌食辛辣等有刺激性食物。辣椒是性大热、味辛辣的食物，也就是一种大辛大热的刺激性食品，吃完之后极易伤阴动火。桂皮同样属于性大热，味辛甘，主要有益火温阳的功效，但又有性热助火、香燥伤阴、辛散动血之弊。而抑郁

障碍患者多属肝肾阴虚，内火偏旺，所以，尤应忌吃辣椒，桂皮勿多食。另外，抑郁障碍患者多有睡眠问题，而茶、可乐和咖啡都会加重抑郁障碍患者的失眠症状，因此患者在睡觉前不应喝茶、咖啡等刺激性饮料。

2.适量运动

研究表明，运动有助于抑郁障碍患者的康复，坚持锻炼的抑郁障碍患者的复发率比仅依靠药物治疗的患者要低很多。患者长时间不活动，呆坐度日，肌肉极易疲劳，而运动可以促进血液流动，减轻疲劳无力的感觉，同时使患者不再专注于疾病自身，心情会变好，逐步恢复自信。对于抑郁障碍的患者来说，要注意制订好活动计划，循序渐进，根据自己的身体状况选择合适强度的体育活动，一般可采用步行、慢跑、跳绳、游泳、广场舞等中等强度的运动。另外，中医文化倡导天人合一、身心合练等理念。太极拳、八段锦、养生气功等活动，老少皆宜。活动的频次，建议一周运动不少于 3 次，每次的时间不少于 40 分钟。在日常生活中，也可有意识地活动活动自己的身体，如回家的时候不乘电梯而改爬楼梯、做一些家务劳动、近距离出行选择步行等。

3.充足睡眠

睡眠问题是抑郁障碍患者常伴随的症状之一，患者常表现为入睡困难、睡眠轻浅、多梦早醒等。睡眠不足和质量差进而会影响患者的精神状态，使其白天无精打采，影响正常的工作和生活。因此建议：

(1)坚持有规律的作息时间，确保足够的睡眠。成年人每天至少睡 7 个小时，青少年需要 8～10 个小时。

(2)睡前放松。选择一些舒缓的体育活动，如太极拳、八段锦等。

(3)卧室建议使用光线柔和的灯，睡觉前尽量不玩手机或者电子产品，降低电子设备的亮度和音量，以适应人体昼夜节律的变化。

(4)睡前可用温水泡澡、泡脚等，让身体放松下来。

(5)睡前避免饮用咖啡、含酒精的饮料等，减少睡前兴奋。

(6)若长期受睡眠问题困扰，自我调整效果较差，建议到专业机构咨询。

参考文献

[1]郭航远,池菊芳.生活方式医学[M].杭州:浙江大学出版社,2021.

[2]陆林.沈渔邨.精神病学[M].6版.北京:人民卫生出版社,2018.

[3]郝伟,陆林.精神病学[M].8版.北京:人民卫生出版社,2018.

[4]李凌江,马辛.中国抑郁障碍防治指南[M].北京:中华医学电子音像出版社,2015.

[5]张伟.社区精神卫生服务手册[M].成都:四川大学出版社,2010.

[6]潘小平.与躯体疾病共病影响抑郁障碍的临床治愈[J].中华精神科杂志,2012(4):244-245.

[7]周晓璇,叶海森.青少年抑郁障碍患者心理弹性与父母养育方式、自我接纳程度相关性分析[J].精神医学杂志,2021,34(4):304-307.

[8]王旭,陈晶,雷威,等.青少年女性社会支持与负性情绪的关系:心理弹性的中介作用[J].山东大学学报(医学版),

2020,58(6):110-114+124.

[9]李泽钧,刘守桓,石雪雯,等.儿童青少年抑郁障碍诊断与治疗进展[J].中国妇幼保健,2020,35(14):2732-2734.

[10]杨金友,张巧玲,周玥,等.苏北某市中晚期孕妇抑郁影响因素分析[J].中国公共卫生,2019,35(12):1693-1697.

[11]胡焕青,张继,赵薇,等.中国 6 个县/区孕妇孕期焦虑、抑郁发生状况及影响因素[J].中华预防医学杂志,2017,51(1):47-52.

[12]宫翠风,王惠萍,尉秀峰,等.童年期创伤性经历与青少年抑郁症的关系[J].中国健康心理学杂志,2016,24(7):1076-1079.

[13]孙学礼.抑郁障碍临床常见躯体症状的启示[J].中华精神科杂志,2013,46(6):371-372.

[14]张劲松.儿童青少年精神病性障碍的早期诊断与预防[J].中国儿童保健杂志,2012,20(7):579-581.

[15]曹江,李洪英.帕金森病伴发精神病性症状的治疗[J].临床精神医学杂志,2012,22(4):278-280.

[16]彭丽莉,史大卓.原发性高血压病伴抑郁患者的中医证候要素分析[J].北京中医药,2010,29(7):534-536+539.

[17]World Health Organization. Depression and other common mental disorders: Global health estimates[M]. Geneva: WHO, 2017:335-338.

[18]CHENG X J, WANG Q, WANG R Z, et al. Prevalence of depressive disorders and associated demographic characteristics in Shandong: An epidemiological investigation[J].

J Affect Disord，2022，311:198-204.

[19]ORSOLINI L，POMPILI S，TEMPIA V S，et al. C-reactive protein as a biomarker for major depressive disorder? [J]. Int J Mol Sci，2022,23(3):1616.

[20]LI H，CUI L，LI J，et al. Comparative efficacy and acceptability of neuromodulation procedures in the treatment of treatment-resistant depression：A network meta-analysis of randomized controlled trials[J]. J Affect Disord，2021，15(287):115-124.

[21]ZHU M，HONG R H，YANG T，et al. The efficacy of measurement-based care for depressive disorders：A systematic review and meta-analysis of randomized controlled trials [J]. J Clin Psychiatry，2021，82(5):21r14034.

[22]PILLINGER T，McCUTCHEON R A，VANO L，et al. Comparative effects of 18 antipsychotics on metabolic function in patients with schizophrenia，predictors of metabolic dysregulation，and association with psychopathology：A systematic review and network meta-analysis[J]. Lancet Psychiatry，2020,7(1):64-77.

[23]HUANG Y，WANG Y，WANG H，et al. Prevalence of mental disorders in China：A cross-sectional epidemiological study[J]. Lancet Psychiatry，2019,6(3):211-224.

[24]LIM G Y,TAM W W,LU Y,et al. Prevalence of depression in the community from 30 countries between

1994 and 2014[J].Sci Rep,2018,8(1):2861.

[25]BRODY D J, PRATT L A, HUGHES J P. Prevalence of depression among adults aged 20 and over: United States, 2013-2016[J].NCHS Data Brief,2018(303):1-8.

[26]MILEV R V, GIACOBBE P, KENNEDY S H, et al. Canadian Network for Mood and Anxiety Treatments (CANMAT)2016 clinical guidelines for the management of adults with major depressive disorder: Section 4. Neurostimulation treatments [J]. Can J Psychiatry, 2016, 61 (9): 561-575.

[27]GARIÉPY G, HONKANIEMI H, QUESNEL-VALLÉE A. Social support and protection from depression: Systematic review of current findings in western countries[J]. Br J Psychiatry. 2016,209(4): 284-293.

[28]LI M, DARCY C, MENG X. Maltreatment in childhood substantially increases the risk of adult depression and anxiety in prospective cohort studies: Systematic review, meta-analysis, and proportional attributable fractions[J]. Psychol Med,2016,46(4):717-730.

[29]HARDEVELD F, SPIJKER J, GRAAF R D, et al. Prevalence and predictors of recurrence of major depressive disorder in the adult population[J]. Acta Psychiatrica Scandinavica, 2010, 122(3): 184-191.

[30]YATES W R, MITCHELL J, RUSH A J, et al. Clinical features of depression in outpatients with and

without co-occurring general medical conditions in STAR * D: Confirmatory analysis[J]. Prim Care Companion J Clin Psychiatry, 2007,9(1):7-15.

[31]KENNEDY S H. A review of antidepressant treatments today [J]. European Neuropsychophar-macology, 2006,16(suppl-S5): S619-S623.

[32]SAARIJÄRVI S, SALMINEN J K, TOIKKA T, et al. Health-related quality of life among patients with major depression [J]. Nord J Psychiatry, 2002, 56 (4): 261-264.

[33]PYNE J M, PATTERSON T L, KAPLAN R M, et al. Assessment of the quality of life of patients with major depression[J]. Psychiatr Serv,1997,48(2):224-230.

[34]COHEN S, HOBERMAN H M. Positive events and social supports as buffers of Life change stress[J]. Journal of Applied Social Psychology, 1983,5313(2):99-125.

／
致谢

在本书的编撰过程中，得到了山东大学、山东中医药大学及各编写单位和山东大学出版社的大力支持。中华预防医学会精神卫生分会谢斌教授和《中国心理卫生杂志》编辑部副主任张卫华等专家审阅全文，并给予了耐心、细致的指导。青岛市精神卫生中心、淄博市精神卫生中心、枣庄市精神卫生中心、潍坊市精神卫生中心、菏泽市精神卫生中心等多家基层单位对本书的编写提供了帮助，在此表示最诚挚的谢意。

编者

2022年10月